JN202392

慢性痛は治ります！

頭痛・肩こり・腰痛・ひざ痛が消える

北原雅樹
Kitahara Masaki
横浜市立大学附属市民総合医療センター
ペインクリニック 診療教授

さくら舎

はじめに

なぜ、一生ものの痛みになってしまうのか

「長年、肩こりに悩まされていて、定期的にマッサージに通っている」

「頭痛持ちで、月の半分は鎮痛剤を飲んでいる」

「いつの頃からか腰がじわじわとだる重くなり、シップが欠かせなくなった」

このような慢性的な痛みや不快感を抱《かか》えている人はたくさんいます。実際、日本では約2000万人もの人たちが何らかの慢性痛を持っているといわれます。

しかし、慢性痛のほとんどは、本来はそれほど厄介《やっかい》なものではなく、適切に対処すれば治るものなのです。にもかかわらず、

「シップを貼《は》ってもマッサージをしても、すぐに痛みがぶり返して一向に治る気配がない。それどころか、だんだん症状が重くなってきて、だんだん生活にも支障をきたすようになってきた」

このように、一度、慢性痛を抱えると、一生ものになってしまう人は少なくありません。

いつまでも痛みがひかず長引いてしまうのは、どうしてなのでしょうか。

慢性痛がこじれてしまう理由はいろいろありますが、もっとも大きいのは次の3点です。

・「急性痛」と「慢性痛」との区別がついていないこと
・慢性痛の「本当の原因」に気づかないこと
・慢性痛を抱える人の多くは、頑固な割に依存心が強いという「心のクセ」があり、ドクターショッピングを繰り返して自分で治そうとしないこと

急性痛と慢性痛では治療法が異なる

本文で詳しくお話をしますが、「痛み」とひとくちにいっても、実はケガをしたときなどに感じる急性の痛みと、肩こりや腰痛など慢性的な痛みとでは、性質が異なります。痛みのメカニズムが違うため、治療法も異なるのです。

ところが、日本人の多くは、急性痛と慢性痛との区別がついていません。おそらく、今この本を手に取られている方のほとんども、慢性痛と急性痛の違いについて考えたことがないのではないでしょうか。ですが、それも無理はありません。何しろ日本では、医師ですら急性痛と慢性痛とを正しく判定できる人が少ないのが現状なのです。

痛みというのは、ほとんどの場合、ケガや病気などに伴《ともな》って表れる症状であり、その疾《しっ》患《かん》が治れば痛みも消失します。ですから、痛みを治療するには、痛みの原因となっている疾患を突き止めることが重要です。しかし、たとえば「お腹が痛い」といっても原因はいろいろ考えられます。そのように、痛みを引き起こす原因となる病気や障害は多種多様で、そのうちのどれが痛みの本当の原因なのか、あらゆる可能性を想定できる幅広い医療知識が必要になります。

つまり、痛むところだけを診《み》るのではなく、患者さんを全人的に診ることができなくてはいけません。それができるのが、実は、内科も外科も小児科もなんでも診てくれる、いわゆる「町のお医者さん」たちです。ところが、そうした地域医療に携《たずさ》わる医師たちは減少する一方です。

多くの医師が「痛み」を治そうとしなくなった理由

その大きなきっかけとなったのが、１９６２年に日本麻酔学会が麻酔科専門医制度を導入したことから始まり、各科が専門医制度を導入し、「囲い込み」を図ったことが原因です。それ以降、日本の医療界は、それぞれの科にとくに秀《ひい》でた「専門医」を育てる医療教育へとシフトしていきました。

そのため、医学部では、特定の臓器に着目した病気や障害については詳しく学ぶものの、痛みそのものについて学ぶ機会がほとんどなくなりました。

「痛みにはどこかに必ず原因があり、その原因を見つけて治療すれば、痛みはなくなる」というのが、日本の医療界のスタンスとなり、「もし原因が見つからないのなら、その痛みはせいぜい気のせい程度で大したことはない。肩こりやひざの痛みで命まで奪《うば》われることは、まずないだろう」と考えられるようになりました。

要するに、日本では、「痛み」というのは原因となる疾患に伴う症状であって治療の対象ではない、つまり医療の領域として位置づけられてこなかったのです。その結果、とくに原因が見当たらないのに痛みが持続する「慢性痛」をきちんと診断できる医師が育たなくなってしまいました。

そうして、今や、日本の多くの医師にとって、慢性痛はもっとも不得手な分野となったというわけです。

その結果、日本の医師の多くは、たとえば、レントゲンやＭＲＩなどの画像検査をしてはっきりした原因が見つからないと、「とくに異常はないですから、痛みはそのうちおさまるでしょう」などと、「気のせい」のようにいって何も治療をしなかったり、「とりあえず痛み止めを出しておきましょう」といって、ケガや病気などの原因がある急性痛に対して出す薬を、なんの原因も見当たらないのに処方していることが少なくありません。

慢性痛に急性痛の治療をしても治るはずがない

しかし、痛みの原因が見つからないというのは、慢性痛にはよくあることで、決して「気のせい」などではありません。また、慢性痛に対して急性痛の治療をしたところで、治るはずありません。

そのため、慢性痛に悩む人たちの多くは「病院に行っても治らない」とあきらめ、まるで駆け込み寺のように、行きつけのマッサージ院や整体院を頼ることになります。ですが、マッサージ師や整体師が、医師以上に身体のメカニズムを理解していることなど、まずありません。こうした民間治療に頼り過ぎることも、実は、慢性痛を悪化させる要因の１つになっています。

たとえば、マッサージやカイロプラクティックなどで身体をほぐすと、一時的に痛みは緩和されるものの根本解決には至っていません。そのため、すぐに痛みが再発してまた施術を受けるという負のスパイラルに陥《おちい》り、結果的に、症状を長引かせ、複雑化させてしまうことになるのです。

肩の痛みの原因が肩にあるとは限らない

2つめの要因についてご説明します。たとえば慢性の肩こりに悩む人の多くは、デスクワークなどで同じ姿勢を続けたため「肩の筋肉が緊張して張っているのが原因」と考えて、肩の筋肉をもんだりシップを貼ったりして対応していることです。確かに、何時間もデスクに向かってじっとしていれば、肩の筋肉はずっと緊張状態で疲れるものです。

しかし、オフィスワークの人がみな同じようにつらい肩こりを抱えているというわけではありません。「肩が疲れたな」と感じたときに、ちょっとマッサージをすればすっきりする人もいます。そういう人たちは、急性痛のうちに治ってしまうので、肩こりにまで至らないのです。しかし、その一方で、同じような作業をしていても、肩こりが慢性化してしまう人がいます。

同じことをしても、肩のこる人と、こらない人とがいるのは、どうしてでしょうか。

それは、肩こりの原因が必ずしも肩にあるとは限らないからです。たとえば、パソコンやスマホの操作によって腕や手、指などが疲れると、肩にも影響を与えます。また、眼鏡《めがね》があっていないとかスマホの画面をじっと見つめることによる眼の疲れや頭痛からくることもありますし、靴があわないなどの原因で腰や股関節に負担がかかり、それがもとで肩に痛みが生じることもあります。虫歯や歯周病《ししゅうびょう》、蓄膿症《ちくのうしょう》によっても肩こりは起こります。

また、肩こりに限らず腰痛や頭痛などの慢性痛を起こしやすい人には、悪い姿勢や太り過ぎ、あるいは寝酒やタバコなど生活習慣による因子が多いことがわかっています。

さらに、仕事のプレッシャーや人間関係、家庭内のトラブル、またそれによるストレスなど「心理的・社会的な問題」が大きく関与していることもわかっています。

それらの要因が複雑に絡《から》んで、痛みを引き起こしたり、すでに生じている痛みを修飾《しゅうしょく》(増幅)したりするのです。

たとえば、その人の年収や介護の問題、あるいはリラックスするための寝酒が、慢性痛の本当の原因だったということも珍《めずら》しくありません。また、発達障害や認知症など精神・心理的な要素が原因で痛みを生じたり、修飾したりすることもあります。

こうした根本原因に気づかず、解決しないままでは、どんなに肩のケアをしても痛みがおさまることはありません。それどころか、間違ったケアを続けることで、どんどん痛みがこじれ、一筋縄《ひとすじなわ》ではいかないような頑固《がんこ》な慢性痛へと発展してしまいます。

「心のクセ」が慢性痛を起こす

そして、3つめの要因は痛みをこじらせやすい人の多くに、頑固な割に依存心は強いという「心のクセ」があることです。

前述したように、ストレスも痛みの大きな原因の1つですが、厄介な慢性痛を抱える人には「こうすべき」という「べき思考」の強い人や完璧主義者が多く、無意識のうちに心身ともに自分を追い込んでいることがよくあります。

ところが、そのような人に「それがあなたの慢性痛の原因ですよ」と指摘をしても、「そんなはずはありません。私は今までこうして生きてきたのですから」となかなか受け入れません。そうして、注射1本で治らないとわかると、たいてい自分の望む診断や治療を求めて別の病院や民間治療施設を巡《めぐ》るというドクターショッピングを繰り返します。しかし、それがかえって慢性痛を長引かせ、痛みをさらにこじらせてしまうのです。

慢性痛を放っておくと、うつや認知症になる可能性がある

ここまで慢性痛が治らない3つの理由を、簡単にご説明いたしました。

いかがですか？　慢性痛に対する認識が少し変わりましたでしょうか。たとえば、「気持ちがよくて効いていると思っているマッサージが、もしかして肩こりを悪化させている？」

「寝酒で心身をリラックスさせるはずが実は腰痛の原因？」

「そういえば、なかなか人に任せられない性格。でも、それが痛みを増幅しているなんて」

このように思いあたる方も少なからずいらっしゃるのではないでしょうか。

慢性痛が厄介なのは、医療関係者も患者さんも慢性痛のことをわかっていないために、なかなか根本解決には至らないこと。そうして、痛みとの付き合いが長くなることで「どうせ治らない」とあきらめ、飲み薬やシップ、マッサージなどの対症療法でお茶を濁《にご》しながら、なんとなくやり過ごすことに慣《な》れてしまうことです。

しかし、慢性痛をあきらめて放置してしまうと、さらに痛みをこじらせることになり、ただ「痛くてつらい」というだけでなく、たとえば「腕がしびれてものが持てない」「ひざが痛くて歩けない」など日常生活にも大きな支障が出るようになります。なかには、慢性的な痛みからうつ状態になってしまう人もいます。

また、今後の日本において深刻な問題になってくるのは、慢性痛を放置していると、認知症やロコモ、サルコペニアなどいわゆる老人病を引き寄せ、介護の必要な寝たきりの人生にまっしぐらになってしまう可能性が高くなることです。慢性痛のある人とない人とでは、生命寿命は同じでも、健康寿命には大きな差が生まれます。

「人生50年」の時代なら慢性痛を放置したところで、大した問題にはなりませんでした。しかし、今や100歳まで生きる時代です。慢性痛を放置することは、自分自身のＱＯＬ（生活の質）を下げるだけでなく、医療や介護にかかる保険料の国民負担を大きくするなど日本社会全体にも大きな影響を与えることになります。

痛みのない人生を手に入れることは、あなた自身はもとより、家族や友人、そして日本全体にとっても幸せなことなのです。これは決して大げさではありません。そして、その幸せは、あなたに慢性痛を本気で治す気があるのか、それともないのか。その一点にかかっています。

慢性痛を悪化させる原因は本人の中にある

慢性痛に悩む人の多くは「病院に行っても治してもらえない」といいますが、「病院では治らない」のではありません。本来、慢性痛は自分にしか治せないのです。なぜなら、レアケースをのぞいた慢性痛のほとんどは、その人の内面や生活環境など心理社会的な要素が深く関与しているからです。

こうしたことから、慢性痛は生活習慣病の1つともいわれます。ですから、高血圧や糖尿病など他の生活習慣病と同じように、慢性痛を克服するには、本人が自分の生活や性格を見つめ直し、慢性痛を悪化させている原因を見つけて、それを直す努力をすることが不可欠なのです。

ただ、悪い生活習慣や心のクセというのは、本人はなかなか気づきにくいということがあります。私たち慢性痛の専門医の役割は、それを見つけ出して改善に導いていく、いわばガイド役です。実際に改善に取り組むのは、あくまで患者さんご本人です。

慢性痛を解消するには、自助努力が不可欠です。

生活に支障をきたすほどの頑固な慢性痛を抱えている人は、姿勢や生活習慣から心の持ちようまで、丸ごと生まれ変わるぐらいの気持ちが必要かもしれません。

慢性痛克服テクニックは多数ある

このようにいうと、

「なんだか面倒で厄介そうだなぁ」と感じる方も、少なからずいらっしゃるでしょう。

ですが、たとえば、「仕事の合間に肩をグルッと回す」とか「ゆっくりお風呂に入る」とか、やろうと思えば今すぐにできることもたくさんあります。確かに、なかには「ダイエットをする」とか「禁煙する」など、心当たりのある人なら、思わず「どうしてそれが慢性痛と関係あるの!?」と反論したくなるようなものもあるかもしれません。ですが、ダイエットも禁煙も慢性痛と深い関わりがあります。本書では、そのようなこれまであまりいわれてこなかった、まさに「目からウロコ」の慢性痛克服テクニックをたくさんご紹介しています。

さぁ、あなたも本気で慢性痛を治したいのなら、すぐさま本書に目を通してみてください。これまで肩や腰などの慢性的な痛みに悩んできた方が、自分の痛みと向き合い、それを克服するためのヒントがきっと見つかるはずです。あとは、それを実行するだけ。

5年、10年かけて育ててきた慢性痛が、たった1日で治るとはいいません。むしろ、こじらせた慢性痛はすぐには改善できないことが多いのが実情です。ですが、痛みとは直接関係ないところを改善することによって、相対的に痛みが軽快する方法は山ほどあります。そうして、あちらこちらから取り組んでいくことで、必ず治ります。

ちなみに、慢性痛は中高年の人たちに特有のものと思われがちですが、実は、若い世代にも予備軍はたくさんいます。とくに、パソコンやスマホの普及によって20代、30代で肩こりや腰痛を感じる人は確実に増えています。そのような人たちも、本書を参考に姿勢や生活習慣を見直すことで、慢性痛を予防することができます。こじらせる前に、慢性痛の芽を潰《つぶ》しておくことで、一生、厄介な慢性痛とは無縁でいられるはずです。

これまで原因不明の慢性痛に悩んできた方も、これからそうなりそうな方も、すべての方が慢性痛の悩みから解放され、これからの人生を存分に謳歌《おうか》されることを願っています。

なお、本書は、医療関係者ではない一般の方を念頭に執筆しています。そのため、読者の方が理解しやすいよう、細部を単純化したり部分的にクローズアップしたりしているところがあります。医療者の目から見ると気になる部分もあると思いますが、その旨、ご容《よう》赦《しゃ》くださるよう切にお願い申し上げます。

北原《きたはら》　雅樹《まさき》

目次

STEP2　慢性痛のメカニズム

STEP3　急性痛と違う、慢性痛の「正しい治療法」とは

STEP4　慢性痛に対する発想を転換しよう！

STEP5 慢性痛の80%は筋肉のこりが原因だ！

STEP6　あなたの慢性痛はこのように診断する

STEP7　慢性痛克服のための14ヶ条

STEP8 自分でできる痛みの手当

慢性痛は治ります！

――頭痛・肩こり・腰痛・ひざ痛が消える

STEP1

慢性痛克服の第一歩は「痛み」を知ること

痛みを知ることは自分を知ること

「彼を知り、己を知れば、百戦殆《あや》うからず」

孫氏《そんし》の兵法《へいほう》における有名な格言です。この先には「彼を知らず、己を知らざれば、戦うごとに必ず殆《あや》うし」と続きます。

「彼」を「慢性痛」に置きかえると、まさにいい得《え》て妙《みょう》です。

「はじめに」でもお話をしましたが、肩や腰などの痛みがいつまでも引かず慢性化してし**まうのは、慢性痛に対する知識が不足していることが最大の要因です。**つまり、慢性痛のことがわかっていないために、間違った対処をしているから、いつまでも治らないのです。

また、それと同時に、自分自身のことをきちんと見つめ直し、己を知ることも重要です。というのも、**痛みは、生活習慣や心理的・社会的な問題の影響を受けることがわかっている**からです。

痛みには多面性があり、その人の「気の持ちよう」や「もののとらえ方」、「生活状況」、その人を取り巻く「社会環境」などが深く関係しています。

意外に思うかもしれませんが、たとえば、その人の学歴とか夫婦関係とか、痛みとはなんの関係もなさそうなことによって、痛みの症状の出方は大きく変わります。また、いつも存在する痛みによってイライラしたり、いつ良くなるのかといった不安から気持ちが沈《しず》んだりという情動が生じることもあり、それが痛みをさらに悪化させるという悪循環を引き起こすことも少なくありません。そして、こうした傾向は、症状が長引き、痛みが慢性化するほど顕著《けんちょ》に表れるようになります。

また、認知症やアスペルガー症候群などの精神的な問題によっても痛みが生じたり、修《しゅう》飾《しょく》されることがあります。

ところが、痛みというのは実態がないため、医師といえども他人には本当のところはよくわかりません。したがって、**痛みを感じている本人が、痛みについてある程度の知識を持っていることが大切です。**痛みに関する知識があれば、自分の痛みの症状について、より的確に医師に伝えられますし、医師に頼る前に自分で適切な対処をすることも可能になります。

痛みについて知り、同時に、自分についてもよく知ること。

これが慢性痛克服の第一歩です。

痛みは学習される

それでは、「痛み」について具体的にご説明していきましょう。

そもそも痛みとはなんなのでしょうか。国際疼痛《とうつう》学会では痛みを、

「実際に何らかの組織の損傷が起こった時、あるいは組織損傷が起こりそうな時、あるいはそのような損傷の際に表現されるような、不快な感覚体験および情動体験」

と定義しています。ちなみに、情動とは、心や身体に加えられた刺激の知覚によって生じる、身体的な反応（たとえば汗をかく、心拍数が上がるなど）を伴《ともな》う一時的で急激な感情の動きのことです。

そして、

「痛みは主観的な感覚・感情であり、人は人生の早い時期の受傷体験を通して『痛み』という言葉の使い方を学習する」

としています。わかりやすくいえば、何らかの刺激を受けとる感覚はもともとあるけれど、その刺激を「痛み」としてとらえるのか、また、痛みとしてとらえるなら、それがど

ういう意義を持つかは、成長の過程で学んでいくものだということです。

私は、このことをまさに実証するようなエピソードを、ある小児科の先生から伺ったことがあります。

生まれて初めて注射を受ける赤ちゃんは、針《はり》を刺《さ》されてもまったく痛がらないそうです。一瞬、きょとんとはするけれど、泣いたりはしない。ところが、何回か注射を受けるうちに、みんな泣くようになってくるというのです。

「どうやら、周りの赤ちゃんたちが針を刺されると泣くのを見ているうちに、『これは痛くて辛くて泣くもんだ』ということを学習するらしい」

先生は実体験をもとにそのように話されていました。

「痛みは学習によって身につく主観的な感情である」

このようにいいかえてもいいかもしれません。このことをご理解いただくために、さらに３つのエピソードをご紹介しましょう。

5歳の女の子の慢性腰痛の原因

まず1つめは、幼児の痛みを専門に診《み》ている先生から伺ったお話です。

5歳の女の子が「原因不明の慢性の腰痛症」として別の病院から紹介されてきたそうです。受診歴を見ると、それ以前にも複数の病院で診察を受け、たくさんの検査を受けているものの、どこの医療機関でも原因を特定するに至っていません。その先生も、あらゆる検査を「かわいそうなぐらい」したけれど、やはり原因と思われる疾患《しっかん》を見つけることができませんでした。

そこで、あらためて「どこが痛いの？」と質問をすると、「ここ」と肩のあたりを指すのだそうです。驚いて「どういうこと？」と尋《たず》ねると、本人はとても困惑した表情で「だから腰が痛いの」と訴《うった》え続ける。不思議に思い、よくよく話を聞いてみると、実は、両親の仲があまりうまくいっておらず、ストレスからかお母さんは何かあるとすぐに「痛い」と不定愁訴《ふていしゅうそ》を訴えるため、なかなか甘えることができない。そこで、自分も「痛い」といってみたところ、お母さんもお父さんもそろって「どうしたの？」と、とても心配をしてくれた。その体験から、彼女は「痛い」といえば、親が「大丈夫？」と心配して大切にしてくれるものだということを学び、ことあるごとに「痛い」と訴えるようになった。

要するに、どこか身体的に異常があって痛がっていたわけではなかったのです。そのため、１年以上もいろいろな病院であれこれ検査をされたにもかかわらず、原因が見つからなかったのです。

このエピソードの非常に興味深い点は、「女の子は嘘《うそ》をついていた。本当は痛くなどなかったのだ」と簡単に切り捨てることができないことです。

なぜなら、

「本人が痛いといえば痛みは存在する」

と考えられており、国際疼痛学会でもそのように定義されています。

身体に異常がないのに、なぜ痛むのか。それは「痛み」が発生する原因が複雑だからです。

痛みの要因は大きく次の３つに分類されます。

・ケガや捻挫《ねんざ》などによる実際の組織の損傷、または損傷の危険によるもの（侵害受容性疼痛）で、神経の損傷は伴わないもの

・帯状《たいじょう》疱疹《ほうしん》後神経痛や、脊髄《せきずい》の圧迫による痛みなど、中枢神経あるいは末梢《まっしょう》神経への直接の損傷が要因である場合（神経障害性の要因）
・不安やストレスなど感情や情動が関与する心理社会的要因

注目すべきは3つめの心理社会的要因です。「心の傷」とたとえられる心理社会的なストレスが、身体的症状としての痛みに大きく関係してくるのです。しかも、これら3つの原因を厳密に区別することは難しく、また重複して発生することもしばしばで、そのことが痛みをより複雑にしています。

ちなみに、女の子が本当は痛みなどまったく感じていなくて、まるきりの嘘をついていたとしましょう。そのような場合には、「なぜ女の子は嘘をついてまで痛みを訴えたのか」と考え、その原因を探《さぐ》り出し、心の問題を取り除くよう導くことも、慢性痛の専門医の役割です。

10歳の男の子の痛くない脱臼

さて、2つめのエピソードは、ある講演会で整形外科医の先生がされていたお話で、前述の5歳の女の子のケースとは真逆ともいえる内容です。

「人から歩き方がおかしいと言われたので、診てください」と10歳ぐらいの男の子が診察を受けにきたそうです。診察室のなかを歩いてもらうと、確かに歩き方が少しおかしい。そこで、レントゲンを撮《と》ってみると、股関節脱臼《こかんせつだっきゅう》で左右の足がかなりずれていて、普通ならものすごく痛がってもおかしくないような状態だったそうです。ところが、本人はまったく痛がっていません。

実は、この男の子のように、生まれたときからの先天性の股関節脱臼の場合には、小児期にほとんど痛みなどの症状を生じないとされます。本人にとっては、生まれたときからその状態が当たり前なので、あえて「痛み」として感じることがないのです。だから、本人は歩いても何をしても痛くもかゆくもなく、日常生活にもまったく問題がない。そのため、そばにいる家族もなかなか気づくことができないのです。

この男の子のケースのように、**普通なら「痛い」と感じるような身体的状態であっても、本人にとってそれが「当たり前」なら、痛みを感じません。**このことからも、痛みという**のは学習するもの**だということがわかります。

なお、このケースでは「形態学的には相当負担が強いはずだが、当人は痛みを感じておらず、生活にもなんの支障もないので、とくに治療は行わず、このまま経過観察を続ける」とのこと。そして、「この先、もし痛みを訴えたり歩行障害が生じるようになれば、そのときは手術をすることになるだろう」とのことでした。

欧米人になぜ「肩こり」がないのか

3つめは、「肩こり」にまつわるエピソードです。ご存知の方も多いと思いますが、日本人にとって馴染《なじ》み深《ぶか》い「肩こり」は日本だけの独特の症状で、欧米に「肩こり」はないとよくいわれます。これは本当のことです。少なくとも、「肩こり」という言葉に該当する他言語は、私が調べた限りでは見つかりません。

それでは、欧米人は肩が痛くならないのかというと、そうではありません。実は、肩こりのような症状はあるのです。たとえば、アメリカの映画やドラマなどを見ていると、しばしば男性が「疲れただろう」といいながら恋人である女性の肩を優しくもんであげているシーンが出てきます。これを見る限り、欧米人だって疲れると肩に違和感が生じるし、そこをマッサージしてもらえば気持ちがいいのです。ですが、その症状に対して「肩こり」という表現はしないのです。

その大きな理由として、「肩」が人間のパーツのどこを指すか、つまり、**「肩」の概念が日本と欧米では異なっているということがあります。**日本人の多くは、首から肩甲骨《けんこうこつ》の真ん中あたりまでを「肩」と認識しています。ところが、「肩」を英語に訳すと「ショルダー（shoulder）」になりますが、欧米人にとってショルダーは腕の付け根の肩先の部分だけを指す言葉です。そのため、首筋から肩甲骨のあたりまでの筋肉が張って痛んでも「肩がこっている」とは考えないのです。

そうすると何が起こるかというと、症状はあっても「肩こり」として定義されないため、研究がなされません。研究されないと医療者の頭にも上ってきません。結果、欧米には「肩こり」は存在しないということになるのです。

このことからも、**痛みというのは文化とも密接に関わっており、「学習されるもの」だ**ということがわかります。これが痛みの不思議なところです。

◆コラム　痛みの不思議――切断したはずの足や腕が痛むこともある

本文で「痛みは学習するもの」というお話をしていますが、学習とはまた別のプロセスで、痛みが生じる場合があります。

たとえば、脳梗塞《のうこうそく》や脳卒中《のうそっちゅう》を起こして脳細胞の一部が損傷すると、痛みを感じることがあります。

また、「幻肢痛《げんしつう》」といって、たとえば、手足を切断してしまっているのに、手足が痛いと感じることがあります。末梢神経が損傷して感覚が遮断《しゃだん》されたことで、脳の機能障害が起こり、そこにないものをあると錯覚《さっかく》して、痛みを感じてしまうのです。

このことからも、痛みという感覚は、脳のいろいろな場所と関係して、形成されることがわかります。

痛みのレベルは脳によって決まる

ここまで「痛みは学習するもの」というお話をしてきました。

「学習する」ということは、すなわち、脳の領域ということです。肩こりの場合なら、痛みを発しているのは肩ですが、実際に痛みを感じているのは、脳です。患部から神経を介して症状が脳に伝わり、痛みとして認識されるのです。

私たちの脳には、たとえば、患部からの痛みや目に映った映像など五官による情報をはじめ、内臓からの信号や自律神経系からの信号など、さまざまな情報が1秒間に１０００万〜２０００万ビットも入ってくるといわれます。脳はそれらを瞬時に処理しているわけです。

ところが、そのなかから人が意識的に選んで処理できる情報量は、その約20万分の1、1秒間にわずか数十から１００ビット程度といわれます。ちなみに、およそ32ビットで漢字1文字を表すといわれますから、私たちが1秒間に認識できるのは、せいぜい漢字３文字程度ということになります。ですから、私たちが、痛みや味などの情報を同時にいくつも実感することは、極めて難しいのです。

ということは、逆にいうと、**脳の意識をどこに振り向けるかによって、痛みの感じ方も大きく変わります。**

たとえば、どんなに集中して仕事をしていても、突然、背中に針をブスリと刺されたら、即座に気づいて「わあっ！」と声をあげたり、とっさに背中のほうに手を当てたり、振り向いたりします。それは、たとえ針1本であっても、人間の身体に危害が加わるような信号に対しては、脳が優先的に処理をし、強引に意識を振り向けることで、身を守る行為をとるようになっているからです。つまり、意識に割り込みがかかるのです。たとえ熟睡《じゅくすい》している最中であろうと、針1本刺されれば、人はたいていい瞬時に飛び起きます。

なぜ「寝ている間は痛くない」のか

ところが、

「肩がゴリゴリにこっていて涙が出るほど痛くてつらい」

「ひざがズキズキ痛くて歩けない」

このように重い慢性痛の症状を訴える人であっても、その多くは「寝ている間は痛くない」といいます。あるいは、「痛みで寝つけない」という場合でも、少量の睡眠薬を飲むとたいていはぐっすりと眠れます。ということは、その刺激による痛みのレベルは針１本分にも満たないということです。しかし、本人はまるで針を刺されたのと同じぐらいの痛みとして感じています。

これは、脳が意識的に処理できる１００ビットの情報量のほとんどを、痛みの感覚が占めているために起こると考えられます。つまり、**頭の中が「痛み」でいっぱいになるため、脳が誤作動を起こし、本来なら針１本による刺激にも満たない痛みを、何百倍、何千倍、何万倍にも増幅して処理をしてしまうのです。**

ということは、痛みというのは、「痛い、痛い」と思っていると、どんどん痛さが増していき、逆に「そのうち治るだろう」ぐらいにあまり気にせずにいると、いつの間にか忘れてしまうような存在だということです。

「つまり気のせいということ？」

このように思うかもしれませんが、それは違います。痛みには原因がありますから、気にしないで放っておけば、痛みは必ず消えてなくなるというわけではありません。痛みのもとが消えない限り、痛みは存在します。ただ、痛みは脳による感覚的な事象のため、脳がどのように働くかによって痛みの度合いは異なります。ですから、痛みは決して気のせいでも幻《まぼろし》でもありません。本人は痛みを実体としてとらえています。

痛みにこだわりすぎると、脳の痛みに対する感度がどんどん上がって、結果、必要以上に大変な状態だと誤った判断をするようになってしまうのです。

機械で痛みは測定できない

こうした脳の誤作動を正常化するには、脳に再学習させることが必要です。そのためによく行われるのが、たとえば運動療法です。身体を動かそうとすると、脳は否応《いやおう》なく手足を動かすために働きはじめます。つまり、脳の情報量は、動くために必要な情報で満たされることになります。すると、自然に痛みから意識が引き剝《は》がされることになります。

「心身一体」とよくいわれますが、身体を動かすと、心つまり脳はそちらについていくのです。つまり、

「痛みから意識を引き剝がせば、痛みを忘れる」

ということです。

たとえば、大人になる儀式として、耳を切ったり、火の上を裸足《はだし》で歩いたりする文化を持つ国や民族がいます。こういうシチュエーションで、痛みを訴える人はほとんどいません。誰もが、大人への通過儀礼であり、また、神聖《しんせい》で誇《ほこ》らしいことと受け止めています。そうして、儀式の最中は非常に厳粛《げんしゅく》な気持ちで集中しているため、脳は患部から送られてくる刺激を「危機的な痛み」としては処理をしません。結果、本人は痛みを実感することがないのです。

また、同じようなケガをしても、大声で泣き喚《わめ》く子もいれば、泣かずにじっと我慢《がまん》をする子もいます。おそらく、泣く子のほうは「大変なケガをして痛くてつらい」と痛みに意識が集中しており、泣かない子のほうは、「泣いたら恥ずかしいから我慢しよう」などと頭の中で別のことを考えているのです。その結果、同じような組織損傷であっても、そこから感じる痛みのレベルは、それぞれ違ってくるのです。

ちなみに、これだけ医学が発達しても、その人がどのぐらいの痛みを感じているのか、痛みのレベルを測定する機械はありません。いえ、測ることができないのです。**痛みは主観的なものであり、平均化することなどできないからです。**このことからも、痛みを診断するのは、どれほど大変かがおわかりいただけると思います。

原因不明の激痛が2年で「治った」！

痛みのレベルは、人それぞれだというお話をしました。実は、同じ人でも、生活状況や気持ちの変化によって、痛みの感じ方は大きく変わります。その一例として、原因不明の全身痛で苦しんでいた女性のエピソードをご紹介しましょう。

その女性は、私のクリニックを訪ねてくる3年ほど前に、突如《とつじょ》、全身の激しい痛みに襲《おそ》われるようになったそうです。ベッドのわずかな振動にも耐《た》えられないほどの激しい痛みで、原因を突き止めて治してもらおうといろいろな病院を受診したものの、解明できなかったとのこと。その過程で、ある医師から「あなたはこのまま一生、歯医者にも行けないし、仕事にもつけないし、結婚もできないし、子供も産めませんよ」とまでいわれたこともあったそうです。

初診時に痛みの評価票を書いてもらったのですが、どんな動作をしても感じる痛みのレベルはだいたい10段階の8か9と極めて高レベルな状態でした。

そこで、「何が一番お困りですか?」「痛かろうが痛くなかろうが、あなたのやりたいことは何ですか?」「何をすればあなたは自分の生活をエンジョイできますか?」と尋ねたところ、前述の「できない」といわれたことを、できるようになりたいとのことでした。

そこで、「まずはベッドで眠れるようにしましょう。そのために、少しずつ身体を動かして、昼間の運動量を増やしましょう」と指導をしました。そうして、少しずつでもできることを増やしていく努力を地道に重ねてもらいました。すると、床で寝ていたのが、ベッドで眠れるようになり、歯科で治療も受けられるようになり……とできなかったことが、本当に少しずつですができるようになっていきました。そうして、初診から2年ほど経過する頃には、有名な上場企業に就職を果たし、さらに、同じ職場でお相手を見つけて結婚し、子供まで授《さず》かったのです。

彼女は、子供の出産を機に私のところを卒業することになりましたが、その最後の診察のときに、再び痛みの評価票を書いてもらいました。すると、痛みの最大レベルは10段階の8もしくは9と、基本的に初診時とほとんど変わっていないのです。

「あれ? ずいぶんよくなったように見えるけど、痛みのレベルはほとんど変わっていませんね」と私がいうと、彼女は「一番ひどい痛みは、いまだに変わりません。ただ、そこまでの痛みにならないようにする方法を学んだし、もしそうなったときにどうすればいいかも学びました。そのおかげで、ひどい痛みに達するまでに、できることが増えたのです」という言葉が返ってきました。

つまり、いまだに原因は不明だし、ひどい痛みに悩まされることにも変わりはないけれど、QOL（生活の質）やADL（日常生活動作）は劇的に改善したということです。それこそ、以前はできなかったこと、さらには、この先も「できない」だろうと思われていたことが、すべてできるまでに彼女の状態はよくなったのです。

その人の表現している痛みのレベルと、その人の生活の活動度や質というのは、必ずしもイコールではありません。だからこそ、私は一番最初に「何が一番お困りですか？」「やりたいことは何ですか？」と聞くのです。

人生の夢や目標を持つことは痛みに打ち勝つ、最大の武器になります。

痛みがあっても、前向きに幸せに生きることこそ、大事なのだと思います。

STEP2
慢性痛のメカニズム

急性痛と慢性痛は原因も治療のアプローチ法も違う

ＳＴＥＰ１で「痛みは学習するものである」というお話をしました。次に、痛みの分類についてお話をします。先ほど痛みは発生原因によって３つに分類されるといいましたが、痛みは「持続性」によっても分類されます。

それが「急性痛」と「慢性痛」です。この２つは、発生するメカニズムも、治療の有効性もまったく異なります。

まず急性痛からご説明します。

たとえば、指を切ったり転んで足をくじいたり、あるいは虫垂炎《ちゅうすいえん》や胃潰瘍《いかいよう》を起こしたりというように、**はっきりとした原因があって生じるのが急性痛です。**切り傷ややけどのように原因となる傷害が目で見てわかるものでなくても、医師が診察をしたりレントゲンやＣＴなど画像検査をしたりすれば、骨折や打撲《だぼく》など痛みの原因となる傷害が見つかります。

そして、皮膚や筋肉などから生じる体性痛にしろ、胃や腸などの内臓痛にしろ、その傷害や病気が治るに伴《ともな》って痛みも自然に消えていきます。

ですから、急性痛の治療というのは、痛みそのものを治療するわけではありません。痛みを起こしている原因、つまり、傷害となっているケガや病気を見つけて、それを治療することが、結果的に急性痛を治すことになります。いいかえると、急性痛の場合は、原因を突き止めることが診断であり、それを除去することが最大の治療方針です。

このように、**急性痛は、原因がわかりやすく、治療の目的も明快で、たいていは短期間で治すことができます。**たとえば、軽い切り傷や口の中のやけど程度なら、何もせず放っておいても、いつの間にか傷も痛みも消えてしまいます。ちょっとしたケガでも、傷の手当をすれば、たいてい数日もすれば治ります。

また、内臓痛でもっとも有名なのは盲腸《もうちょう》（虫垂炎）ですが、抗生剤を服用するだけで治ることもよくありますし、患部を切除するにしても簡単な腹腔鏡《ふくくうきょう》手術で３日もすれば退院できます。このように、急性痛の場合には、適切な治療をすれば、たいていは治ります。

もちろん、事故にあって足を骨折したような重症の場合には、きちんと医療機関を受診して適切な治療をし、しっかりと身体を休ませないといけません。**傷害の程度が深かったり痛みの強いときは、「そのうち治るだろう」などと素人《しろうと》判断をしないで、早めに医療機関を受診しましょう。**痛みが生じたときに適切な治療をしないで放っておくと、痛みが別の痛みを引き起こし、慢性の痛みになってしまう場合があります。

原因が消えても続く痛みが「慢性痛」

急性痛に対して、慢性痛は複雑です。

国際疼痛《とうつう》学会では慢性痛を、

「急性疾患《しっかん》の通常の経過、あるいは創傷《そうしょう》の治癒《ちゆ》に要する妥当な時間を超えて、長期（3ヶ月または6ヶ月）にわたって持続する痛み」

としています。ちなみに、治癒するのに必要な時間の目安を「3ヶ月または6ヶ月」となっているのは、組織によって治癒期間に差があるためです。

たとえば、熱いものを食べて口の中を火傷《やけど》した経験は誰しもお持ちだと思います。そして、その痛みはせいぜい数時間もすれば消えるものだということも経験上ご存知だと思います。ですから、翌日になっても痛みが残っていたら、ちょっと気になるはず。まして1週間も痛みが続いていたら「これはなんかおかしい。病院で診《み》てもらったほうがよさそうだ」と心配になってくるでしょう。それは、口腔粘膜《こうくうねんまく》というのは再生スピードが速く、普通ならせいぜい半日、長くても1日ぐらいで治るものであり、火傷による粘膜のただれは治っているのに、痛みだけが1週間も続いているとしたら、それは異常事態になるからです。

これに対して、突き指や捻挫《ねんざ》をしたような場合には、1週間後にまだはれがひかず、ズキズキ痛んでいても、異常だとは思わないはずです。それどころか、1ヶ月経って治っていなくても「そろそろ治って欲しいな」と思う程度でしょう。なぜなら、靭帯《じんたい》というのはもっとも治りにくい組織で、治るのにだいたい4〜8週間かかるものだからです。

このように、1つ1つの組織の通常の治癒期間ごとに定義を決めるわけにはいかないし、その人の栄養状態などによっても治癒にかかる時間に差が生じるため、最大公約数で「3ヶ月または6ヶ月」となっているわけです。ですから、ここはわかりやすく、

「慢性痛とはその組織の通常の治癒期間を超えて続く痛みである」

と考えればいいでしょう。

こうして慢性痛はこじれていく

さて、急性疾患の治癒期間というのは、先ほどの口内の火傷のように、経験値でおおよそ判断できます。ですから、それまで経験したことがないほど長く痛みが続いていて、しかも原因となった傷害や病気そのものはほぼ改善しているという場合には、「急性痛ではない」と判断をして別のアプローチを考えなくてはいけません。

ところが、「はじめに」でお話をしたように、日本人の多くは急性痛と慢性痛の区別がついていません。そのため、**慢性痛に移行していても急性痛の治療をやり続けていることがよくあります。**

たとえば、ギックリ腰は発作を起こしてから24〜48時間は安静にしますが、その後は、ゆっくりと身体を動かしたほうが早く回復するというのが、今の世界の共通認識です。しかし、日本では、いまだに、ギックリ腰を突き指や骨折と同じようにとらえ「痛くなくなるまで動かさないほうがいい」という間違った認識を持っている人が少なくありません。そのことが、かえって状況を悪化させています。

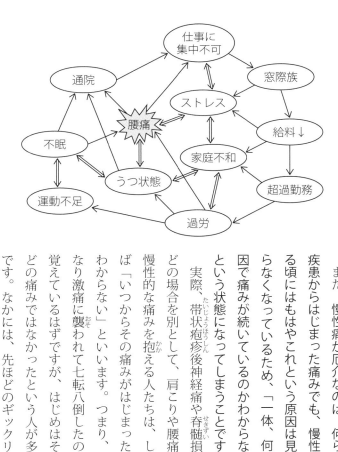

“こじれた”慢性痛の例

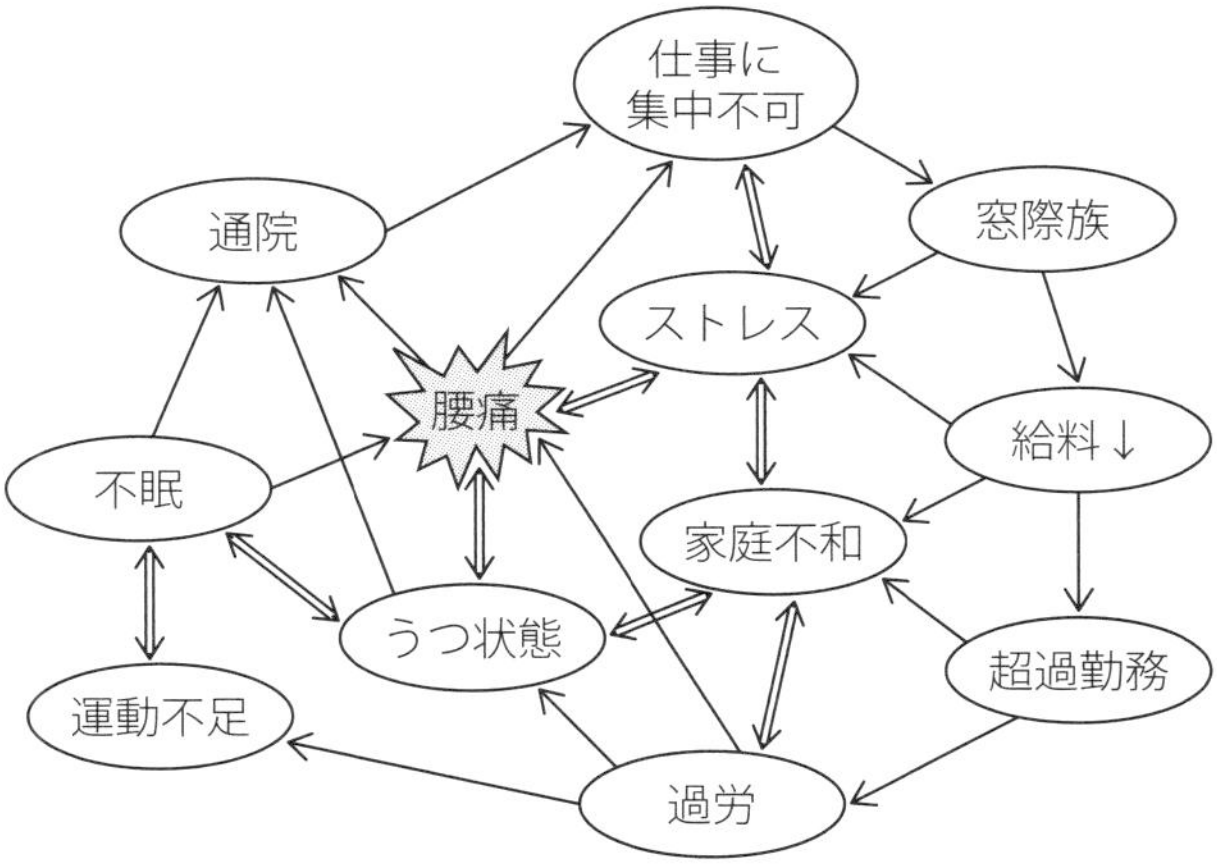

また、慢性痛が厄介《やっかい》なのは、何らかの疾患からはじまった痛みでも、慢性化する頃にはもはやこれという原因は見当たらなくなっているため、「一体、何が原因で痛みが続いているのかわからない」という状態になってしまうことです。

実際、帯状疱疹《たいじょうほうしん》後神経痛や脊髄《せきずい》損傷などの場合を別として、肩こりや腰痛など慢性的な痛みを抱《かか》える人たちは、しばしば「いつからその痛みがはじまったのかわからない」といいます。つまり、いきなり激痛に襲《おそ》われて七転八倒したのなら覚えているはずですが、はじめはそれほどの痛みではなかったという人が多いのです。なかには、先ほどのギックリ腰のように、いきなり救急車を呼ぶほどの激痛に見舞われ、それから慢性痛になったという人もいますが、その場合でも、当初の激痛がずっと続いているというわけではありません。もしそうなら、寝たきりになっているはずです。

痛みの一因に、心理社会的な要素がある

このように、はじめは大したことのなかった痛みが、どんどんこじれて長引いてしまう要因として、近年になって知られるようになってきたのが、

「心理的・社会的な要素が強い」

ということです。どういうことか簡単にご説明をしましょう。

痛みというのは、ストレス反応の1つです。たとえば、ケガによる痛みは、身体に加わった外的ストレスに対する反応です。現代はストレス社会ですから、誰でも何かしらストレス源となるものを抱えています。そうしたストレスに対する反応は、その人の一番弱い部分に病気として表れることがよくあります。たとえば、呼吸器の弱い人は喘息《ぜんそく》として、心の不安定な人はうつ状態として表れます。他にも、血圧や糖尿、過敏性腸炎、アトピー

性皮膚炎などがあり、**ストレス反応によって生じるこうした病気には、生物的・心理的・社会的な因子がすべて関連しています。**

たとえば、最初のうちは腰の筋肉がちょっと張って痛む（生物学的因子）程度だったのに、仕事でミスをして上司に叱られ（社会的因子）、ひどく落ち込んでうつ状態になり（心理的因子）、出社するのが大きなストレスになって、さらに痛みが悪化した。

このようにすべての因子はお互いに関連しています。ですから、痛みだけに注目をしても完治させることはできません。

しかも、前の項目でお話をしたように、そもそも痛みというのは脳が学習して形成されるものですが、症状が長引くほど脳による影響は強くなります。すると、心理社会的な要素もさまざまに絡《から》み合い、一体何が問題なのかの判断がつきにくくなります。そのため、慢性痛には、「これかな」と思われる原因が見つかったとしても、その原因に比べてはるかに痛みが大きく、また、本人にとっては疾患そのものより痛みのほうが問題となっているケースが多いという特徴があります。

つまり、痛みの症状が長引くほど、脳が誤作動をして痛みが増幅されるため、頭の中はどんどん痛みに占領されていきます。そうして、痛みのことばかり考えていると、気持ち

痛みの四重円モデル

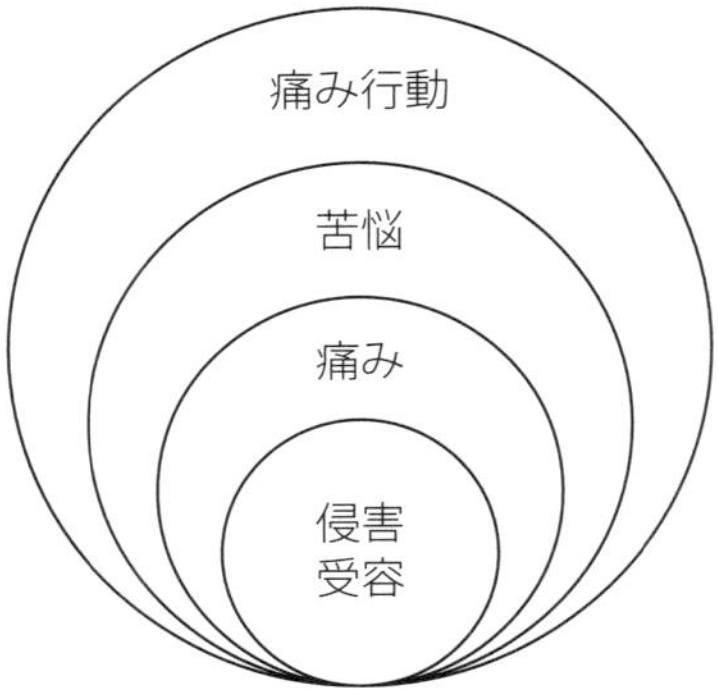

侵害受容（nociception）：神経末端への刺激とその伝達
痛み（pain）：刺激の中枢神経での認識
苦悩（suffering）：社会・心理学的因子の影響
痛み行動（pain behavior）：外界への表現

「痛み」は、身体に加えられた刺激に対する感覚としてのみならず、それを知覚することで起こる情動を含み、それが心理・社会的因子によって修飾されて苦悩が形成され、周囲に対する反応（痛み行動）が生まれる。ただ、周囲（他者）からは内部のプロセスはわからず、痛み行動しか見えない。

がどんどん鬱屈《うっくつ》して、活動意欲が低下したり、ぐっすり眠れなくなったりします。すると、心理的・社会的な問題はますますこじれてしまいます。このことがさらに痛みを増悪させ、症状を複雑化するとともに、よりいっそうＱＯＬ（生活の質）やＡＤＬ（日常生活動作）を低下させるという負のスパイラルに陥《おちい》るのです。

さらに厄介なことに、痛みは測ることができないので、数値で示すことができません。血圧や糖尿なら数値として出てくるので、周囲に示して理解を得ることができます。アトピー性皮膚炎でもわかってもらえるでしょう。

しかし、**痛みは症状が目で見てわかるわけではないため、周囲からの理解がなかなか得られません。**そのことからくるストレスが、慢性痛をさらに悪化させることになり、ますます治療を難しくします。

◆コラム　厚生労働省のトップでも知らない「慢性痛の常識」

近年、さまざまな臨床研究によって、

「ケガや病気の急性期を過ぎたら、じっと横になって寝ているより、身体を動かしたほうが、むしろ痛みは感じにくくなる」

「家のなかで安静にしているより、外に出ることでいろいろな情報が入ってくればくるほど、痛みを感じにくくなる」

ということがわかってきました。そして、それがそのまま慢性痛の治療につながるということもまた、少しずつ知られるようになってきました。

しかし、その一方で、いまだに急性痛と慢性痛の区別がついておらず、急性の痛みの治療法が頭の中心にある医師もまだまだ少なくありません。そのため、「痛いのには何か原因があるはずで、動かすと痛みの元である炎症がひどくなるから、痛いうちは動いてはいけません」と、患者さんに間違った情報が伝わり続けています。

以前、ある会合に出席したときに田村憲久《たむらのりひさ》前厚生労働大臣と会話をする機会があり、「ギックリ腰というのは最初の48時間は安静にしますが、そのあとは痛くてもゆっくり動かしたほうが早く回復するというのが、今では世界の共通認識です。ところが、日本では、いまだに痛みがなくなるまで安静にすべきと思っている人がいて、それが慢性の腰痛症を増やす原因の1つになっているんですよ」とお伝えしたところ、「それは初耳です。そんな話はこれまで誰も教えてくれませんでした」といってとても驚かれていました。衆議院議員の野田聖子《のだせいこ》先生も隣席されていましたが、やはり「私も知りませんでした」とおっしゃっていました。

厚生労働省のトップに立つ人たちのもとにさえ、そういう情報が伝わっていないのですから、一般の人たちに正しい情報がなかなか伝わらないのも仕方のないことかもしれません。ですが、受身の立場でいては、慢性痛は治りません。マッサージや鍼治療など民間療法を含めて今やっている治療で治っていないのなら、そのことに疑問を持ち、別の方法を探《さぐ》ってみるべきでしょう。

本書に目を通すこともその一端《いったん》ですが、読んで終わりでは治りません。「これ」と思うことから、ぜひ取り組んでください。慢性痛を完全には克服できなくても、改善しようと努力することで、必ず生活の質が向上して、人生の満足度が上がります。

STEP3

急性痛と違う、慢性痛の「正しい治療法」とは

「痛み」に対する概念を変えよう

ここまでのおさらいをすると、慢性痛がこじれるのは、急性痛との区別がついていないことが大きな要因です。

したがって、慢性痛の診断・治療においては、まず「急性痛ではない」ことをはっきりさせることが重要です。

たとえば、「背中が痛い」とひとくちにいっても、激しい運動をしたことで背中の筋肉が疲労して痛みを生じているのかもしれませんし、背骨にできた腫瘍《しゅよう》が原因ということもあります。また、膵臓《すいぞう》や肝臓《かんぞう》、胆嚢《たんのう》、腸など内臓の病気によっても背中が痛むことがあります。

したがって、痛みを引き起こすあらゆる可能性を想定して診察をし、必要な場合には検査を行って、可能性を1つずつ潰《つぶ》していき、最終的に急性痛ではないことをはっきりさせることが、慢性痛の診断になります。

そうして、急性痛や癌性痛ではないと診断されたら、痛みそのものをなくすことではなく、患者さんの落ちているＱＯＬ（生活の質）やＡＤＬ（生活活動動作）をどうやって取り戻していくか、ということが最大の治療方針になります。たとえば、指を切って痛い場合には、個人差なくケガを治療することが痛みに対する治療方針になります。しかし、慢性痛の場合は、その痛みがどこまで生活の支障になっているかというのは、人それぞれ違います。ですから、治療方針も人によって異なります。痛みはあっても生活に困っていないのであれば、とくに治療はしないということもあります。

極端な例ですが、親が非常に裕福で本人は働かなくても贅沢《ぜいたく》に生活をしていけるという人なら、たとえ身動きが取れないほどの超肥満体型で、運動不足のために身体のあちこちに痛みがあっても、大して困ることはありません。ですが、妻や子どもを養うために朝から晩まで働かなくてはいけないような事情のある人が、過労が原因で慢性痛に苦しんでいたら、なんとか少しでも痛みを軽減する方法を見つけなくてはいけません。

このように、どのような暮らしをしているのか、どのような仕事をしているのか、どれだけお金を稼《かせ》がなくてはいけないのかなど、その人を取り巻くすべてのことが慢性痛の症状やその治療に関わってきます。ですから、急性痛のように一概に診断や治療方針を決めることはできません。

このように、急性痛と慢性痛とでは、「痛み」に対する概念がまったく違うのです。

年収・学歴・夫婦仲……慢性痛の原因は意外なところに隠れている

「一番お困りのことは何ですか？」

これは、原因不明の慢性痛に苦しむ患者さんに対して、私が最初にする質問です。開口一番に「どこが痛いですか？」と尋《たず》ねると、その人の頭の中は痛みのことでいっぱいになってしまい、結果、痛みが増幅されてしまうからです。

「でも、慢性痛に苦しんでいる人が一番困っているのは、痛いことでしょう？」

そのような声が聞こえてきそうですね。しかし、

「痛いこと以外に日常生活で困っていることはありませんか？」

と質問を重ねていくと、患者さんの中には、

「痛みとはまったく関係のないことですがいいですか？　実は……」

と、極めてプライベートな悩みを打ち明けられる方もいます。たとえば、嫁姑の問題、

夫や妻によるＤＶ（domestic violence：家庭内暴力）、人事異動によってもたらされた環境の変化など、それはそれは多岐にわたっています。それを見つけ出すためのヒントを得るために、初診時には、その人の家族構成や学歴などを、こと細かく問診で伺います。また、それに答えることで患者さん自身も己を見つめ直すことができるので、医師にとっても患者さんにとっても原因究明のための重要な手がかりになります。

慢性痛の症状は「話を聞いてもらう」ことで良くなる

そして、もう１つ重要なのは、慢性痛で苦しむ患者さんに対しては、痛みとは直接関係がないと思われるようなことであっても、その人の話にじっくりと耳を傾《かたむ》け、話をよく聞いてあげることが治療の一環になるということです。とくに、心理社会的な要因が強い場合にはなおさらです。それを実証する次のような研究結果があります。

１９９０年代にイギリスで行われた調査では、腰痛の患者さんに対して「整形外科に行くのとカイロプラクティックに行くのと、どちらがより有効か」と尋ねたところ、研究者たちの「過半数は整形に行ったほうがよくなったと答えるだろう」という予測に反し、

「カイロプラクティックに行ったほうが良くなった」と答えた人のほうが多いという結果が出ました。そこで、理由を分析したところ、整形外科医よりカイロプラクティック師のほうが「長く話を聞いてくれる」「長く身体に触《さわ》ってくれる」という2つの理由をあげる人が群を抜いて多いこともわかりました。

このように、慢性痛に苦しむ人たちは、スキンシップによる癒《いや》し効果のようなものを無意識のうちに求めており、実際に、それなりの効果があるといえるかもしれません。

ところが、**今の日本では「3分診療」という言葉もよく聞かれるように、整形外科医に限らずほとんどの医師が問診や触診にあまり時間をかけず、レントゲンや血液などの検査結果に頼って診断をしています。**実際、私のクリニックに来る患者さんの2割ぐらいは、「痛いところを診《み》せてださい」というと、「診せるんですか？」と聞き返されます。それまで痛みのある部位を医師に直接見せたことがないというのです。はじめはとても驚愕《きょうがく》し、「最近の整形外科の先生の中には患部を診ないで治療する人もいるんだ」と妙《みょう》に感心したものです。

整形外科だけではありません。脳神経外科や、ブロック中心で治療しているペインクリニックも同様です。「腰が痛い」と訴えたら、詳しい問診も検査もせずに、いきなり腰に神経ブロックをされそうになって逃げてきた（抗凝固薬を服用していたので神経ブロックはできないということを患者さんが知っていたため）人もいました。

３分診療の先生たちは、そういう教育を受けてきたのですから一方的に責めても仕方がありません。

ただ、**患者さんの側も、３分診療の先生で満足できないのなら、もっとじっくり話を聞いてくれる先生を探してみるべきです。**マッサージ師のほうが親身に話を聞いてくれるからといって安易に民間医療に流れると、かえって長引くことになります。日頃から、なんでも相談できるような、かかりつけのお医者さんを見つける努力をしてください。

こじれた慢性痛は、心も身体もひっくるめて全人的な治療が必要！

さて、患者さんのお話をじっくり聞いていくうちに、たとえば、収入に対する不満が、その人の腰の痛みを増幅させている原因らしいとわかったとします。しかしながら、私たち医師がその問題を直接取り除くことはできません。また、本人もすぐに手を打てることではありません。

では、どうするか。

「他に改善できるところはどこだろう」

そのように考えていくことが、慢性痛の治療方針になります。たとえば、収入に満足できないことによって心理的なストレスが生じていたり、収入を上げるためにやっている残業によって過労状態に陥《おちい》っていたり、収入が少ないことで夫婦仲がこじれていたりと、いろいろな影響が考えられます。その中から、手を打てそうなことを見つけ、そこから取りかかっていくのです。

たとえば、ストレス発散につながることを何か見つけて行うことで気持ちがリフレッシュすれば、仕事に対する意欲が回復したり、家族に対して温和な態度で接したりすることができるようになるかもしれません。これまでの研究によって、脳の中に楽しい情動が生まれると、痛みが軽減することがわかっています。また、痛くても身体を動かすことで、痛みにとらわれることが少なくなったり、痛みをうまく回避できるようになってきたりします。

そうして、痛みそのものはなくならなくても、痛くても毎日の生活の中に楽しみや生きがいを感じながら暮らせるようになることが、痛みの呪縛《じゅばく》を解《と》き放《はな》つ大きなきっかけとな

ります。

担当の医師だけで改善できない場合には、心療内科医や精神科医、リハビリテーション科の医師や理学療法士、看護師、臨床心理士などがチームになって治療に当たることもあります。

つまり、慢性痛の診察では、**病気を総合的にとらえる幅広い医療知識と、痛みの症状だけを診るのではなく、その背景にある患者さんの心理面や社会面を含めて全人的に診るという俯瞰的《ふかんてき》な視点が必要になります。**

本来、慢性痛の診断と治療は、このように行われるものです。

急性痛である「生理痛」が慢性化した思わぬ原因とは

前の項目で、「慢性痛の診断は、急性痛ではないとはっきりさせること」と言いましたが、**急性痛と慢性痛との見極めはとても難しいのです。**たとえば、こんなケースがありました。

私のクリニックに、30代の女性が「重い生理痛」として産婦人科から回ってきました。

産婦人科でホルモン療法などいろんな治療を試みたものの、症状の軽減が見られないとのことでした。

本人に「何がお困りですか？」と尋ねると、「**生理痛がつらくて月の半分以上は寝込んでいるため、仕事も休みがちで、生活に支障をきたしています**」とのこと。しかし、これはどう考えてもおかしい話です。生理痛というのは生理の期間だけに起こる症状ですから。個人差はありますが、生理期間はだいたい3〜4日程度で、1週間以上続いていたら異常とみなします。彼女が生理不順で生理が2週間以上も続いているというのなら話はまだわかります。ところが、生理周期には異常がないというのですから、訳がわかりません。

そこで、話を聞き進めていくと、夫の両親がマンション一棟を所有しており、そのなかの一戸で義理のご両親と同居しているとのこと。一方、彼女の実家は千葉にあり、実家に帰っている間は、痛みがピタッと止まるというのです。それで「きっとこれは嫁姑問題が原因だ」と思ったのですが、話を突っ込んで聞いてみても、さほどお姑さんに対する不満は出てきません。「おかしいな」と思いましたが、その日はそこでタイムアップになったので、次に来院したときに続きを聞くことにしました。

今でもはっきり覚えていますが、初診のときはとても優しそうな夫が付き添っていましたが、２回目は本人だけの来院でした。すると、「先生、困ってることって痛みに関係ないことでもいいですか。実は、主人がすごいDVで困っているんです。でも、恥ずかしさもあって、今まで誰にもいえませんでした」というのです。その瞬間、「これだ！」と思いました。DVに対するストレス反応で、お腹に激しい痛みが生じていたのです。

彼女は30代でもともと生理痛があったのですが、夫のDVによって痛みが修飾《しゅうしょく》されたのです。痛みを修飾する因子があると、通常の治癒《ちゆ》範囲を超えた痛みが起こりますが、その因子がなくなれば、痛みは軽減します。彼女の場合も典型的なケースで、普段は夫と暮らしているため生理期間が終わっても痛みは続いてしまうけれど、ひとりで実家に戻り夫と離れた途端に、ピタリと痛みもおさまっていたというわけです。

本来、生理痛というのは、原因のある「急性痛」です。しかし、生理に限らず、「その原因でそこまでの痛みが生じるはずがない」とか、原因が消えている間も痛みが続いているとなれば、それはやはり「慢性痛」です。そこを見極めないといけません。

背中の痛みの原因は、お酒の飲みすぎだった

これとは逆のケースもあります。

見るからに体育会系の36歳の男性が原因不明の背中の痛みで私のクリニックを受診されました。しかし、診察や様々な検査などから背中の筋骨格系には異常がなく、見た目はとても元気そうです。問診を重ねても、お酒をよく飲むという以外には生活習慣にとくに問題はなさそうですし、それほどの痛みを生じるような心理社会的問題も見当たりません。

そこで、「お酒が原因ではないですか？　内臓疾患《しっかん》から背中に痛みを生じることがありますよ」というと、「飲むのは仕事で慣れていますし、それに内臓には一切問題はありません」といいます。確かに、それまでの検査データでは、肝臓にも腎臓にもまったく問題は見当たりません。「おかしいな」と思いながらも診察を続け、半年ほど経った頃です。彼の胃に胃潰瘍《いかいよう》で見事に穴があいたのです。「ほうら！　お酒だったでしょう」と指摘をして禁酒をうながしたところ、ピタリと背中の痛みはなくなりました。

胃潰瘍の場合、たいてい激しい胃痛を伴《ともな》います。しかし、この男性は胃の痛みをまった

く感じておらず、しかも、肝臓や腎臓が健康だったことから「胃も大丈夫」と過信をして、胃のことはまったく訴《うった》えなかったため、胃の検査は素通《すどお》りされていたのです。

このように、疾患のある部位とは別の部位に痛みが生じると、原因の特定が遅れて、急性痛を慢性痛と見誤ることもあります。

慢性痛を正しく診断するには、人生の経験値も必要

この２つの症例からもわかるように、痛みの背景では、本当に何が起こっているかわかりません。

痛みの症状の表れ方は、本人の感覚や思い込みに大きく影響を受けるので、それを探《さぐ》り出すには正しい知識と訓練とが必要なのはもちろんですが、さらに、経験値と想像力も欠かせません。

何が原因でその人が痛みを感じているかを探っていく過程は、さながら他人の人生を追体験するようなものです。ですから、たとえば、本を読むとか映画やドラマを見るなど、想像力を養う経験が多いほうが、他人に対して共感をしやすくなります。この人はこうい

うことをしているから、こんなことが起こっても当たり前だなと、想像がつきやすくなります。自分が全然やったことがないことや、まったく知らないこと、思いもよらないことは、わかりませんから。

したがって、**人生の経験値を増やしていくことも、慢性痛を診る医師には求められます。**慢性痛の診断をする医師はそれほど大変なのだということを、患者さんの側も知っていれば、信頼できるかかりつけ医を見つける判断材料になるでしょう。

まるで城攻め！　外堀を埋めないと痛み治療にたどり着けない

さて、急性痛ではなく慢性痛だと診断がついたとしましょう。慢性痛が厄介《やっかい》なのは、多くの場合、すんなり治療に取りかかることができないことです。前の方で、慢性痛はさまざまな原因が複雑に絡《から》み合って起こるというお話をしましたが、原因が複雑に絡み合っているのと、**どこから手をつけて、ほぐしていけばいいかの判断が難しいのです。**そのことを示す症例をご紹介します。

昨年、原因不明の慢性のひざの痛みとひどい体調不良とで生活に支障をきたしている、という68歳の女性が私のクリニックを受診されました。初診時には夫も同伴していました。

本人も夫も元教師とのことで、質問の受け答えは非常に明快で、話も理路《りろ》整然《せいぜん》としており、認知症などの疑いはありません。また、受診歴や検査データなどから、がんや悪性疾患も見あたりません。そうしたことから、これまでどこの医療機関でも原因不明の慢性痛と診断をされ、治療薬としてよく使われる鎮痛剤や精神安定剤などの薬がたくさん処方されていました。私は、まず、そうした不要な薬をすべてやめるよう指導をしました。薬の副作用で症状が悪化していることが予想されたからです。

実は、そのとき、もう1つ気になることがありました。**彼女は身長約150cm、体重は34・2kgと、かなり痩《や》せていて筋肉もほとんどついていないような状態だったのです。**本来なら、運動の指導をしたいところですが、体力不足の高齢者がいきなり運動をすると骨折の恐れがあります。また、本人も「体調が悪くてあまり動けない」というので、薬を減らして調子が上がれば自然に運動量も増え、体力も少しは戻るだろうと考えて、その日は診察を終えました。

しかし、それから1ヶ月経って再診に来た女性を見ると、前回よりも痩せた印象で、実際に体重を測ってもらうと案の定、減っています。本人に調子を確かめると「薬を減らしてから体調は少し良くなったのですが、相変わらずひざが痛くて動けません」といいます。
そこで、「食事はどうしていますか」と尋ねると、「自分で料理をしています」というのです。これには驚きました。というのも、料理や食事の準備は、キャッチボールなど軽い運動と同程度の活動量に相当します。したがって、動くのもやっとの人が作れるのは、とうてい「料理」とはいえないようなものだと容易に想像がつきます。

しかし、食事は毎日のことなので、本人も夫も「それが当たり前」「これで十分」と慣《な》れてしまい、栄養不良に陥《おちい》っていることに気づかないのです。そこで、「無理をして自分で作ろうとせず、市販のお惣菜《そうざい》や宅食を利用するなどして、もっと栄養のあるものをとるよう心がけてください」とアドバイスをしました。また、それほど痩せていると、骨の衰《おとろ》えも気になりますから、「骨粗鬆症《こつそしょうしょう》の疑いがあるので近所の病院で検査をして、必要なら治療をしてもらってください」とも伝えました。

そうして、さらに1ヶ月後の3回目の診察のときに、骨の検査結果を尋ねると、彼女からは耳を疑うような答えが返ってきました。「主治医の先生に、骨粗鬆症だけど治療はしなくても大丈夫ですよといわれました」というのです。しかし、検査データを確認すると、正常値を大きく下回っていて、ただちに治療を始めなくてはいけないレベルです。

私は「今すぐ治療をしないといけません」と伝え、私自身が骨粗鬆症の薬を処方することにしました。また、体重を測ってもらうと、なんと前回よりもさらに減っています。診察のたびに痩せ細っているというのは大問題です。これは本格的な栄養指導が必要だと判断し、彼女には「食事の量や栄養バランスをチェックして食生活を立て直し、しっかりと食べて体調を整えることが先です。痛みのことはそれから考えましょう」と伝えて、栄養科に行くよう促《うなが》しました。

このように、初診から３ヶ月経っても、彼女に対して痛みの直接の治療は一切やっていません。というより、できないのです。彼女のひざの痛みが慢性化したのは、膝《しっ》関節周辺の骨や軟骨、筋肉が衰えているからで、それは運動不足と栄養不足からから起こっています。つまり、生活習慣が慢性痛の原因です。しかし、骨も筋肉も鍛《きた》えるには栄養と運動が不可欠ですが、運動不足だからといって、骨が衰えている高齢者に、いきなり運動をさせて万一ポキッと骨折をしてしまったら、そのまま寝たきりになってしまいます。したがって、まず取り組まなくてはいけないのは、栄養状態の改善です。食習慣を改善して、骨粗鬆症をおさめ、そのうえで運動をする、という段階を踏む必要があるのです。

これは、いってみれば、武士が城を攻め落とすのと同じです。まず、外堀《そとぼり》を埋《う》めてからでなくては、本丸《ほんまる》まで進むことができないように、患者さんの訴えが「痛み」であっても、慢性痛の場合には、いきなり痛みをターゲットにした治療をしてもなかなかうまくいきません。しかも、徳川家康《とくがわいえやす》が大阪城を攻めたときには、本丸よりも真田丸《さなだまる》のほうが攻略上の大きなポイントになったように、**慢性痛の場合も、痛みそのものより、それを修飾《しゅうしょく》している要因のほうがはるかに厄介な問題となっていることがよくあります。**

たとえば、この女性にとっての真田丸は、骨粗鬆症であり、栄養障害です。したがって、まずは、骨粗鬆症の治療にとりかかり、それをある程度軌道《きどう》に乗せること、またそれと同時に、食事の指導をして栄養をきちんととれるようにすること。そうして、生活習慣を変えることで体調が整い、日常生活の中で動ける量が少しずつ増えてくると、筋肉も自然とついてくる。その結果、ひざへの負担が軽減し、痛みも楽になってくる、というのがこの女性の治療方針になります。

この例からもわかるように、**医師にできることは、複雑に絡み合った原因を解きほぐし、どこから切り込んで行って、最終的に痛みの治療につなげていくかを見極め、方針を立てることです。**実際にどれほど治療効果を得られるかは、本人の頑張りによるところが大きいのです。

このように、病院での慢性痛の治療は、医師と患者さんの二人三脚で行うもの。お互いに信頼できる関係を築《きず》けてこそ、うまくいくのです。

日本の慢性痛治療は欧米から20年遅れている

ここまで慢性痛の正しい診断・治療について簡単にご説明をしてきました。

慢性痛で病院を受診された方ならすでにお気づきのように、このような**慢性痛の正しい診断・治療が行われている病院は、残念ながら日本にはほとんどありません。**「患者さんの話を聞くこと自体が治療の一環になる」といいましたが、それすらできていません。

一方、私が臨床留学したアメリカのワシントン州立大学のペインセンターでは、1960年の設立当初から、それまでの治療法では対処できない患者さんが大勢いることを踏まえて発想を転換し、「痛みには、生物的・心理的・社会的な因子があり、それらが複雑に絡み合っている」という考えのもとに診断や治療が行われていました。

欧米では早くから、痛みを治療の領域として位置づけ、痛みの診断や治療をするシステムができあがっています。そして、このことは、慢性痛は決して日本人特有の症状ではないということを表してもいます。

「はじめに」で「日本では約2000万人もの人たちが何らかの慢性痛を持っている」といいましたが、実は、慢性痛の発症頻度は世界的にほとんど変わりません。どこの国であっても、人口のおよそ15%の人が慢性痛になり、その約3分の1が治療対象になることが統計からわかっています。

そうした事情から、日本以外の先進国のほとんどでは、少なくとも人口100万〜200万人につきがんセンターのように痛みを中心に診る「痛みセンター」が設立されています。こうした痛みセンターでは重症化した患者さんを診るだけではなく、若い医療関係者を教育する機能も併《あわ》せ持ち、なおかつ、一般市民に対して「慢性痛とはどういうものか」「どのように対応すべきか」などの啓蒙啓発《けいもうけいはつ》活動も行っています。つまり、国民全体が慢性痛を正しく認識し、きちんと対応できるようなシステムづくりができているということです。

たとえば、数年前オーストラリアに行ったときのことです。慢性痛に対する開業医向けのセミナーの受講率が90%を超えていると聞いて、とても驚いたことがあります。「なぜそんなに高いのですか」と問うと、「インセンティブはまったくありません。しかし、一般市民にも同じ情報を流しているので、うっかりすると患者さんから『先生はこんなことも知らないのですか』などといわれかねません。医師として面目《めんぼく》がなくならないよう、みんな一生懸命勉強するのです」といっていました。このように、国をあげて慢性痛の対策がとられており、患者さんが医師を選べるようなシステムづくりが行われているのです。

こうした状況を鑑《かんが》みると、三段論法的ではありますが、**慢性痛の患者さんが同じぐらいいるのに、それに対応できる医療施設の数が明らかに少ない日本では、十分な治療が行われていない、**ということが明らかです。

近年になってやっとこのことに気づいた厚生労働省は、２０１０年に「慢性の痛みに関する検討会」を立ち上げて慢性痛の治療に対する提言書を出しました。そして、痛み治療を専門的に行う医療機関を全国に設立しようと試みています。遅まきながら、慢性痛に対する取り組みがはじまったわけです。

また、総合的な診療を行える医師の存在も不可欠であることに気づき、「総合診療専門医」を育成するプログラムを立ち上げ、２０１８年からスタートさせました。ちなみに、総合診療専門医は、「日常的に遭遇する疾病と傷害などに適切な対応と必要に応じた継続的な診療を全人的に提供できる医師」と定義されています。

総合的に診療するのに「専門医」というのもおかしな言い方ですが、そういうところに、スペシャリストの育成にこだわる日本の医療界の姿勢が透《す》けて見えるようです。

それはさておいても、日本でも、やっと慢性痛を診られる医師の育成が本格的にはじまったわけです。また、その一方で、「家庭医療学講座」を開設するなど家庭医を養成する医科大学も増えつつあります。今後ますますこうした取り組みを積極的に進めていくべきだと思います。

このように、日本の慢性痛治療は欧米から20年は遅れているといわれます。

鎮痛薬は慢性痛には効果がない

繰り返しますが、急性の痛みには心理社会的な要素を伴うことがほとんどありません。そのため、急性痛しか学ばない日本では、そういう痛みの原因になるとは考えにくい問題が慢性痛には深く関わっているということを、医療関係者でさえもなかなか理解できないのです。結果、まるでパブロフの犬の条件反射のように、慢性痛に対しても急性痛と同じパターンで診断を考えて治療を行うわけです。具体的にはこうです。

ケガなどで組織が傷つくと、私たちの身体は免疫応答《めんえきおうとう》によって傷ついた細胞を取り除いたり再生したりして傷を治そうとします。これを「炎症反応」といいますが、このとき体内から発生する化学物質によって痛みが引き起こされます。そこで、炎症反応を抑《おさ》えて痛みを和《やわ》らげるために、非ステロイド系消炎鎮痛薬（ロキソニンやボルタレンなど）を使います。いわゆる痛み止めですが、炎症がもとで痛みを発している急性痛に対してはとてもよく効きます。

ところが、ほとんどの慢性痛には組織の傷害はありません。ですから、**抗炎症作用のある鎮痛薬は慢性痛には効果がないのです。**

「病院で痛み止めをもらったのに、ちっとも効かない」

このような経験をお持ちの方も多いと思いますが、それも無理のないことです。慢性痛に消炎鎮痛薬は効かなくて当たり前なのですから。

ヘルニアで腰は痛くならない！

また、たとえば、慢性の腰痛で整形外科を受診した人には、簡単な問診をしただけでレントゲンやＭＲＩを撮《と》られたり、画像診断の結果、「腰椎椎間板《ようついついかんばん》ヘルニア」あるいは「腰《よう》部脊柱管狭窄症《ぶせきちゅうかんきょうさくしょう》」という病名をつけられたという方もいらっしゃると思います。そのなかには、手術をした人もいるかもしれません。

背骨の中には、脳からつながる神経が束《たば》になって通っていて、途中で枝分かれしながら、体の各部位へと延びています。それぞれの神経は支配する領域が決まっていて、その領域の運動や感覚を支配しています。これらの神経が、脊椎《せきつい》の間から飛び出したヘルニアや脊柱管の歪《ゆが》みによって圧迫されると、圧迫された神経が支配する部位に痛みやしびれが生じるとされます。そのため、ヘルニアや狭窄が見つかって、痛みも激しい場合には、ヘルニアを削《けず》ったり、狭窄を広げたりする手術がすすめられることがよくあります。

ところが、実際に手術を受けて痛みの原因を取り除いたはずなのに、「痛みが消えない」と訴える人が少なくありません。これは一体どういうことでしょうか。

腰椎は１番から５番まであり合計５対の神経根が出ていますが、すべて下肢に向かって延びています。たとえば、腰椎の３番と４番の間から出ている神経はひざからひざの下にかけてを支配しており、この神経が圧迫されれば、ひざやふくらはぎに痛みやしびれを感じます。これは裏を返せば、腰椎から出ている神経が支配するのは腰部ではないということです。したがって、**腰部にヘルニアや狭窄症が起こっていても、それが原因で腰が痛くなることは、まずありません。**つまり、腰椎椎間板ヘルニアや腰部脊柱管狭窄症は、腰痛の原因とは考えにくいということです。

それを裏づける次のような研究データもあります。何の痛みも訴えていない正常な人の腰のＭＲＩを撮って調べると、５歳で15％、30歳で30％、60歳で60％の人にヘルニアが見つかるというのです。腰に痛みがなくてもヘルニアがあるということは、逆にいえば、必ずしもヘルニア＝腰痛の原因とはならないということです。

このように、慢性痛の場合には、痛みの原因と思われるものが見つかっても、急性痛のようにそれを取り除きさえすれば、すべて解決するというわけにはいきません。

慢性痛の治療には、急性痛とは違う発想が必要なのです。

◆コラム　激しい急性痛でもバットを振り続けた「鉄人・衣笠選手」

本文で「急性の痛みには心理的・社会的な要素はほとんどない」といいましたが、例外もあります。有名なのは、元プロ野球広島カープの内野手だった衣笠祥雄《きぬがささちお》選手のエピソードです。

衣笠選手は連続試合出場の日本記録をつくりましたが、記録を達成する途中で、試合中のアクシデントによって肩甲骨《けんこうこつ》を骨折するという重傷を負ったことがあります。そのとき、全治2週間と診断され、記録がストップしてしまう危機に陥りました。しかし、彼は翌日の試合に出場し、当時、巨人の剛腕ピッチャーだった江川卓《えがわすぐる》選手の投球にフルスイングで挑《いど》みました。

結果は三球三振でしたが、そのあとのインタビューで「フルスイングするとかえって痛くないですよ」とコメントし、広島ファンだけでなく相手チームである巨人ファンからも拍手喝《はくしゅかっ》さいを浴《あ》びました。

もちろん、肩甲骨が折れた状態で思い切りバットを振り回して、痛くないはずはありません。ですが、衣笠選手にとっては記録がかかっており、試合に出ることが何よりも重要なことでした。そのため、脳の意識がそちらに集中して患部からの痛みの情報に対する認識が薄《うす》れ、本来なら七転八倒するような痛みにも耐《た》えられたし、後で悪化して寝込むようなことにもならなかったのでしょう。

このケースのように、極めて稀《まれ》ではありますが、骨折などの原因のある急性痛でさえも、心理的・社会的な要素が影響することはあります。このように、痛みというのは本当に判断が難しいのです。

慢性痛の治療には、心理学的アプローチが不可欠

「はじめに」で、日本で慢性痛の治療が遅れているのは、急性痛の患者さんを診る専門医ばかりを育成してきたからだといいました。

実は、もう１つ見逃《みのが》せない要因があります。

それは、**臨床心理の分野が欧米の先進国と比べて非常に遅れていることです。**臨床心理とは、ざっくりいえば、心の問題を抱《かか》える人に対して心理学的な知識や技法を用いて援助をすることです。そのため、一個人の生き方や人格形成に関わることになります。

欧米では、日本でいう心理カウンセラー（臨床心理士）の地位が確立されています。た

とえば、臨床心理学の本場アメリカでは、心理カウンセラーは大きく3つの分野に分かれており、いずれも資格を取るには特定の大学院を卒業し、必要な臨床経験を満たし、二度の資格試験をパスして、それぞれの州の公認を得なくてはなりません。高度な知識と技術とを身につけ、州立資格を取得して、はじめてカウンセラーと名乗ることができます。また、ベトナム戦争をきっかけに、一般の人たちにも臨床心理についての認知・理解が進んでいます。

こうした背景から、**欧米の人たちにとって、心理カウンセリングを受けることは特別なことではありません。**企業の経営者や高いポジションについている人たちには、専属のカウンセラーをつけている人も少なくありません。また、社員が定期的にカウンセリングを受けられるよう、会社がカウンセラーと契約しているところもあります。ですから、たとえば、カウンセラーに「それは心理的な要因によるものですね」といわれても、多くの人は「なるほど」とごく当たり前に受け入れることができます。

日本は臨床心理に対する理解が遅れている

ところが、日本では、心理学に対する認識自体が低く、それが科学的な手法によって研究・解明されるものだということを知らない人も少なくありません。そうして、社会全体の認知が遅れているため、臨床心理士を育成するシステムづくりも遅れており、２０１７年になってやっと国家資格となる公認心理士法が施行されましたが、それまで長い間、心理資格はすべて民間の資格でした。

つまり、これまでの日本では、資格がなくても誰でもカウンセラーを名乗ることができたし、カウンセリングをすることができたということです。極端なことを言えば「この水晶玉《すいしょうだま》であなたの痛みを見通しますよ」と、占い師のようなことをいっても法的には何の問題もありませんでした。ある精神神経センターの先生は「臨床心理士にカウンセリングや行動評価を手伝ってもらうことがありますが、それは、病院の一角を占い師に貸し出すのと同じようなものです」と自嘲気味《じちょうぎみ》におっしゃっていました。

このように、日本では、アメリカのようにきちんと教育を受けた心理カウンセラーがほとんどいなかったため、カウンセリングを受けた人たちもなかなか効果を実感できず、結果、臨床心理に対する信頼性が高まらず、発展も進まないという負のサイクルができてしまったようです。

そのため、日本人の多くは、今でも「心の問題」といわれると、「気のせいにされた」とか「頭がおかしいと思われた」などととらえてしまいがちです。しかし、日本人の多くに共通するこうした誤った認識が、慢性痛の治療の発展の足を引っ張る要因の1つとなってきたのです。

心理社会的な要因の関与が大きい慢性痛では、痛みの程度も痛む場所もよく変わり、患者さんの痛みの訴えも多彩です。通常の治療ではよくならず、心療内科医や臨床心理士の介入が必要になることもしばしばです。

たとえば、ナイフで指を切って痛がっている人に「あなたの月給はおいくらですか。満足していますか」と質問をしたら、それこそ、非常識だと受けとられても仕方ありません。ですが、慢性痛の場合には、そうした心理社会的なことが相互に深く関係し、どんどん状況を悪化させていきます。

したがって、慢性痛の治療には、その人の置かれた状況や心の状態を読み解くという心理面からのアプローチが不可欠です。それができる環境を十分に整えるには、臨床心理に対する理解を広めると同時に、質の高い臨床心理士をいち早く育成することが重要です。

日本でも、阪神大震災をきっかけにPTSD（post traumatic stress disorder：心的外

傷後ストレス障害）が知られるようになり、心の問題がクローズアップされるようになってきましたが、まだまだ臨床心理に対する理解は遅れています。公認心理士が国家資格となったことを機に、日本においても正しい慢性痛の診断・治療の理解が進み、そのシステムづくりが加速することを期待します。

◆コラム　日本人に慢性痛が多いのは「貞子の呪い」のせい⁉

日本が、痛みだけでなく、臨床心理の世界においても欧米に遅れをとっているのは、「貞子《さだこ》の呪いのせい」といえなくもありません。鈴木《すずき》光司《こうじ》さんの小説『リング』や『らせん』に登場する、あの「貞子」です。テレビドラマや映画も制作され、ハリウッドにも進出するなど大きな話題となった作品ですから、覚えている方もいらっしゃるでしょう。一連の作品は鈴木光司さんによるフィクションですが、明治時代に起こった「千里《せんり》眼《がん》事件」という実話を下敷《したじ》きにしており、貞子にはモデルがいます。

日本に近代的な心理学が入ってきたのは明治維新後のことで、アメリカで心理学を学んだ元良勇次郎《もとらゆうじろう》によってでした。彼は、当時の東京帝国大学（今の東京大学）に日本初の心理学教室を開き、弟子を2人とりました。そのうちの1人が福来友吉《ふくらいともきち》です。

心理学は、実験法を用いた科学的心理学（実験心理学）と臨床心理学（応用心理学）とに分かれますが、彼は臨床心理学のなかでも「超心理学」の分野に大きな関心を示しました。たとえば、予知夢《よちむ》や透視《とうし》など目に見えない能力や作用の解明に乗り出したのです。

現在では「夢」と「透視」は別物と理解されていますが、当時はその違いがよくわかっていませんでした。そういう時代だったので、全国各地に「超能力がある」と噂《うわさ》される人がいて、福来はそういう人たちを集めて透視や念写の実験を行い、その能力の検証に精力的に取り組みました。そのうち御船千鶴子《みふねちずこ》には、失った物や人を見つけ出す千里眼の能力があるとされ、実験を行ったところ、見事に成功。その経緯を学会で発表したことで世間から一躍脚光《いちやくきゃっこう》をあびることになりました。

そこで、著名な学者数十人を前に公開実験が行われましたが、妨害行為にさらされ、結果は失敗。再実験するも真偽《しんぎ》が定《さだ》まらず、千鶴子の能力は疑われ、それを苦に千鶴子は自殺してしまいます。別の超能力者による念写実験も行われましたが、またも妨害行為にさらされ、科学的に超能力の存在を証明することができませんでした。

そうして、世間を騒がせた超能力者たちは一転、ペテン師としてレッテルを貼《は》られ、福来は非難の的《まと》となります。それでも、高橋貞子《たかはしさだこ》と実験を進め『透視と念写』という本を出しますが、超常現象は迷信であり心理学そのものも眉唾《まゆつば》だと疑われ、福来は東京帝国大学を退職せざるをえなくなります。これ以降、日本の臨床心理学は停滞《ていたい》することになったといわれています。この高橋貞子と前述の御船千鶴子の２人が「リング」シリーズに登場する山村貞子のモデルとなったのです。

次に日本で臨床心理学が注目されたのは、第二次世界大戦後の１９６０年代です。日本が太平洋戦争で負けたのは暗号解読に失敗したことが要因の１つと考えられ、暗号解読には敵の心理を読み取る技術が必要であり、それには臨床心理が不可欠だからです。貞子の時代から実に40年もの月日が経っていました。

さて、日本で臨床心理学が確立されてこなかったのには、他にも理由があります。それは、日本では臨床心理が必要とされないぐらい、社会が均質的で安定していた時代が長く続いたことです。

たとえば、今日まで、国中を巻き込むほど大規模な人種間のトラブルや宗教一揆のような暴動が起こることはありませんでした。また、庶民の生活レベルが比較的均質で、年齢や職業を聞けば、どの家（個人）もだいたいどんな暮らしを送っているかがすぐわかるような時代が、近年まで長く続きました。

さらに、第二次世界大戦までは自国が戦場となるような他国との戦争に巻き込まれることもなく、また、社会も落ち着いていたため、たとえば３００人もの犠牲者を出したアメリカでの大量殺人事件のような酷《ひど》い犯罪もほとんど起こってきませんでした。そのためＰＴＳＤのような「心理的障害」に対処する臨床心理は、あまり需要がなかったのです。

しかし、前述したように、阪神大震災によってＰＴＳＤが知られるようになり、さらに、日本経済の行き詰まりなどから日本の社会全体が不均質化・不安定化してきたことで、うつ症状などを訴える人が増え、ようやく日本でも「心のケア」が強く言われるようになってきました。

一方、長い歴史の中で人種や宗教を巡《めぐ》る争いを繰り返してきた欧米では、早くから「心理的障害」という概念が生まれ、その予防と治療のための研究が行われてきました。その過程で、ケガや病気を治すだけではなく、社会生活に復帰できるまで支援することが重要だという発想も生まれるようになりました。

その発想のもとに、欧米ではさまざまな取り組みが行われています。そのなかでももっとも進歩している国はアイスランドです。アイスランドは人口約35万人程度の小国ですから、国民の1人が生活保護を受けても、国にとっては大きな財政負担になります。成人の国民にはできる限り社会参加してもらわないといけません。そのため、国がお金を出して大規模な総合リハビリセンターをつくり、ケガや病気をした人たちを心身両面からサポートし社会復帰できるまで支援を行っています。

日本なら、仕事ができなくなっても生活保護を受けながら治療に専念するということも可能ですが、その余裕のないアイスランドでは、国がお金を出して、その人をサポートして、再び社会に送り出すほうが、国家の財政的負担は少なくてすみます。また本人のＱＯＬ（生活の質）を保つこともでき、国と国民と双方にとって幸せな結果につながるわけです。

少子高齢化の進む日本では、病と闘う人たちをどのようにサポートして社会参加につなげていくかということが、この先、国家財政という経済的な側面からも、その人個人の生きがいという側面からも、非常に重要になってきます。そういう発想がなくては、超高齢社会に突入した今後の日本は立ち行かなくなってしまいます。

今こそ、臨床心理の重要性を見直し日本の医療システム全体の歪《ゆが》みを正すべきときなのです。

慢性痛の治療薬によってかえって痛みが増すことがある

さて、私のクリニックには、他の病院では原因を特定できないような手強い慢性痛の患者さんがたくさんきます。そのなかには、意外な原因で痛みが増幅している人が少なからずいらっしゃいます。

たとえば、高齢の患者さんの執拗《しつよう》な痛みは、認知症が原因だったということがよくあります。

「認知症で痛みが起きるの？」

そのように驚かれる方もいらっしゃるでしょう。認知症は、発症の原因によって、大きく「アルツハイマー型認知症」「レビー小体型認知症」「血管性認知症」の3つに分けられます。このうち、脳にレビー小体という特殊なものができて神経細胞が死滅してしまうレビー小体認知症になると、ものに異常にこだわるようになります。

そのこだわりが、身体のどこかの痛みに向けられると、どんどん痛みが増幅されることになります。しかも、**慢性痛の治療薬によって、かえって、こだわりが強くなって痛みが増していることがよくあります。**慢性痛の治療薬の多くは、鎮静作用を持っており、それによって脳の働きが鈍《にぶ》くなると、他のことに気が回らなくなり、ますます1点のみに意識が集中するようになって、こだわりが強くなってしまうのです。

実は、こうした薬による痛みの増幅は、レビー小体型認知症に限らず、認知症患者さんの全体に見られます。さらにいうと、**認知症の疑いのまったくない患者さんにも、薬剤性の認知障害は起こり、そこからこだわりが強くなることがあります。**

恐るべきことに、こうした薬剤性の認知障害は、20代、30代でも起こります。しかし、変化が徐々に起こるため本人も周りも気がつきにくいのです。

これらの患者さんでは、多くの場合、鎮静作用のある薬を中止するだけで痛みが楽になります。ただし、どの薬をどのぐらいの期間かけて漸減《ぜんげん》・中止するかは高度な専門知識が必要です。素人《しろうと》考えで薬を急に中止したりすると、痙攣《けいれん》、不安、不眠などの支障が出ることもあるのでくれぐれも注意が必要です。

また、アルツハイマー型認知症の場合には、家族とのコミュニケーションをとりたくて痛みを訴えるという人がたくさんいます。このように認知症の症状があると、本人への問診から本当の理由を見極めるのは難しいため、なかなか発見されないことも多いのです。

発達障害や軽度知的障害が、慢性痛の原因に

働き盛りの年代で、ある時点から原因不明の痛みに見舞われるようになったというような場合には、実は発達障害があり、それが痛みを引き起こす原因になっていたということがあります。

最近、私が診察をした40代の男性の患者さんの例をご紹介しましょう。その男性は、有名私立大学を卒業して上場企業に就職をし、仕事もでき、周りからの評価も高く、ずっと順調に過ごしてきました。ところが、あるときから肩や腰など身体のあちこちに強い痛みを感じるようになり、いろいろな病院で調べてもらったもののこれという原因が見つからず、私のクリニックにきたのです。

いろいろ話を聞いているうちに、その「あるとき」というのが、昇格をして部下を持ったときだということがわかりました。そこで、「もしや」と思い、検査を受けてもらうと、高機能アスペルガーだということがわかりました。

そもそもアスペルガー症候群とは、簡単にいえば、知的障害のない（ＩＱが正常域）自閉症です。こだわりが異常に強く、社会性に欠け、コミュニケーション力が低いという特徴があります。わかりやすくいうと、自分の要求（自分の安心できるルールや環境を維持すること）は強く押し通すけれど、相手のことを理解することは苦手で、空気が読めないのです。

しかし、この患者さんのように、学習能力が高く社会生活もある程度は営《いとな》むことのできる高機能アスペルガーの人たちは、学校の成績はよく、友人関係もそれなりに築《きず》けるため、親や教師も気づかず、見逃されてしまうことがよくあります。社会人になってからも、自分が部下の立場で上から与えられた仕事を独自にこなしているうちは、さほど問題はありません。

ところが、日本では、出世をするとたいてい部下を持つようになります。部下の力量を見極めながら指示を出すなど、管理者としてのマネージメント能力を問われるようになるわけです。しかし、それは、アスペルガー症候群の人たちにとって、もっとも苦手な分野です。

この男性も、昇格をして部下を持った途端に困ってしまい、それが大きなストレスとなって、痛みにつながったのです。ところが、自分自身も周りからも、ここまでずっと仕事のできる優秀なタイプとして通ってきたので、よもや発達障害があって、それが痛みの原因だなどとは思いもしなかったのです。

もう1つ、軽度知的障害による症例をご紹介します。東北地方の大学病院のペインクリニックから紹介されて私のクリニックを受診された40代の女性のエピソードです。

彼女は、地方の高校を卒業してから歯科衛生士になり歯科で働くようになりました。すると、もともと中学の頃から軽い頭痛や肩こりの症状があったのが、どんどんひどくなってきたのです。家庭にも大きな問題はないし、職場も楽しいのに、どういうわけかストレスを感じて調子は悪くなる一方。我慢《がまん》しつつ20代後半まではなんとか頑張ったものの、結局、結婚を機に仕事をやめ、専業主婦になりました。

ところが、それで良くなるものと思っていたのに、むしろ症状はひどくなり、肩から顎《あご》へと痛みはどんどん広がって、口を開けられないほどに。口腔外科《こうくうげか》を受診すると、歯の噛《か》みしめがあることから「顎関節症《がくかんせつしょう》」と診断され、マウスピースを装着するなど標準的な治療を行いました。しかし、痛みの改善はまったく見られず、とうとう顎関節症の手術を受けることに。ところが、術後も痛みは治まりません。顎が痛くて食べるのもつらく、食欲は減退する一方で、体重は10kg以上も減り、摂食障害《せっしょくしょうがい》まで疑われました。

やがて、上半身全体に痛みが出るようになり、かなり強い麻薬系の鎮痛薬を処方しても効果が見られないため、「まだ40代前半でこんなに麻薬を使わなくてはいけないのはおかしい。北原先生のところに送りますからよろしくお願いします」ということで私のクリニックにこられたのです。

初診時に「とにかく麻薬を減らしましょう」ということになり、病状確認のためいろいろと質問をしたのですが、どこか会話がかみ合いません。そこで、臨床心理の先生に同席してもらい、一緒に話を聞いてもらったところ「たぶん軽度の知的障害があるのではないかと思います」とのこと。そこで検査を受けてもらうと、ＩＱが総合で70ぎりぎりでした。ごく軽度の精神遅滞だということがわかりました。

ＩＱが概《おおむ》ね70以下が知的障害で、70前後ぐらいだと「やりなさい」と人から指示をされたことはきちんとできます。ですから、高校や歯科衛生士の専門学校で学んでいる間は、本人もさほどストレスではなかったのです。ところが、仕事の現場というのは、アドリブの連続で、自分でどんどん判断して動かないといけません。そういう臨機応変《りんきおうへん》な対応をすることが難しいのです。しかも、家事というのは、究極のアドリブです。

たとえば、夕食の支度《したく》をしてたら、いきなり玄関チャイムが鳴って宅配が届いたり、電話が鳴って「〇〇を買いませんか」とセールストークがはじまったりする。主婦はそれらをすべてとっさの判断でこなしていかなくてはいけないのに、知的障害がある人にとっては、ハードルの高いことです。それで、彼女は日常生活そのものがストレスになり、どのような治療をしても痛みを止めることができなかったのです。

診察には母親も付き添っていたので、病状を説明し、「家事をマニュアル化してパターン化すれば、ストレスは随分と減ると思います。お母さんもときどきは様子を見に行ってあげてください」とアドバイスをしました。どうやらそれで落ち着いたようです。

ここでご紹介したようなケースは稀《まれ》だと思うかもしれませんが、実は、みなさんが考える以上に多いのです。私のクリニックを受診される患者さんのなかで、通常の治療（生活指導、運動療法、薬物の調節など）ではうまくいかない患者さんのうち3～4割は発達障害か軽度認知症です。

心理社会的要因が強いと思われる慢性痛では、痛みの程度や痛む場所などもよく変わり、患者さんの痛みの訴えも多彩です。レントゲンやＭＲＩなどによる画像検査をしても骨や内臓には明らかな異常がなく、通常の診察や治療ではなかなか解決に至りません。高齢者の認知症なら医師も予測がつくことがありますが、発達障害については患者さん自身やご家族がわかっていないと、医師はなかなか気づくことができないのです。

私は、将来、がん治療のように慢性痛の診療もシステム化して、各地のペインセンターで適切な治療を受けられるようにシステムを構築したいと考えていますが、心理社会的な要因が強い慢性痛の場合には、そういうこともあるのだ、という患者さんの理解が不可欠です。

だからこそ、患者さんの側も、こういうケースがあるということを心に留《とど》めておいてほしいのです。検査を受けて違っていれば、別の原因を探すことに取り組めますし、いち早く原因究明をする一助になります。また、もし心理社会的要因が強いことが想定されれば、痛みを改善する方法もきっと見つかります。

STEP4
慢性痛に対する発想を転換しよう！

原因不明の痛みや病気でも治療法はある

「慢性痛に対する発想を変えなくてはいけない」と前述しました。これは医師だけの問題ではありません。患者さんの側にもいえることです。

「私の痛みの原因を究明してくれるでしょうか」

私のクリニックに初めて来る患者さんは、しばしばこのようにいいます。どうやら、医療関係者ではない一般の人たちが考える「病気の原因の究明」とは、病名をつけることのようです。病名がつくということは原因がわかったからだと考えるようですが、これは大きな間違いです。たとえば「本態性高血圧」というのは、原因不明の高血圧のことです。このように、病名をつけることと、原因を究明することとは違います。

しかし、**原因がわからなければ、治療法がないというわけではありません。**

有名な例として、「正常眼圧緑内障《りょくないしょう》」があります。これは、眼圧が高くないのに緑内障になる病気で、私が学生の頃には、どんどん進行して10年ぐらいで失明してしまうという不治《ふじ》の病《やまい》でした。しかし、現在では、いい治療薬が開発され、失明するようなことは極めて稀《まれ》になっています。それでは、原因も解明されたのかというと、いまだになぜ起こるかは不明です。原因はわからないまま、治療法の開発が進んだのです。

一般の人たちの多くは、

「なんらかの症状には原因があり、その原因を究明しないと治療方針が見つからないし、原因が究明されれば治療法も見つかり、必ず治る」

と、まるで三段論法のように考えますが、現実はそう簡単ではありません。すべての症状に対して診断がつくかどうかわからないし、診断がつかないからといって絶望的というわけではない。**診断がつかず、また原因がわからなくても、治療する方法はありうるのです。**

前の項目で「慢性痛は、痛みの直接の原因がわからなくなっている場合が多い」といいましたが、これは慢性疾患《しっかん》全般に共通していえることです。

糖尿病や高血圧症など慢性疾患の多くは、実は、発症の原因がいまだによくわかっていません。しかし、それぞれ治療法はある程度、確立されています。直接の原因は不明でも、生活習慣に根ざすことが多いことはわかっているため「生活習慣病」と呼ばれ、しばしば食事療法や運動療法が指導され、生活を改善することが求められます。

たとえば、急に血圧が高くなった場合には、降圧薬を飲んで安静にすることが大切ですが、慢性の高血圧症の場合には、適度な運動をすることで血圧が下がることがわかっています。軽い高血圧症なら、薬を使わず、適切な食事と運動だけで血圧を下げられることもあります。それに、高血圧症の患者さんに「血圧が高い間は安静にしていてください」などといったら、ずーっと横になっていることになり、足腰が弱って寝たきりになってしまいます。

このように、慢性疾患の多くは、原因は不明でも治療法はあります。また、急性疾患と慢性疾患とでは、治療のアプローチ法が異なります。これは、痛みでも同じです。

ところが、そういうことがわかっていないために、医師から「骨にはとくに異常はありませんから慢性痛ですね。じっとしていないで腰痛体操をしてください」などといわれると、「原因がわからないなんてヤブ医者だ、そんな医者のいうことはあてにならない」と考えて、自分の満足できるような病名をつけてくれる医師を探して、あちこちドクターショッピングを繰り返すことになるわけです。

しかし、「はじめに」でも言いましたが、**慢性痛もその人の生活習慣や思考が深く関与しており「生活習慣病」の1つといえます。**ですから、他の生活習慣病と同じように、生活習慣そのものに手を入れないと、慢性痛はよくなりません。

「先生、治してください」という他力本願では治らない

慢性痛を克服するためには、医療者も変わらなければいけませんが、患者さん自身も変わる必要があります。

「慢性痛は自分で治す」

この意識をぜひ持ってください。いいえ、これがなくては慢性痛の寛解《かんかい》は望《のぞ》めません。私は患者さんにいつもこのようにお伝えします。

「あなたがあきらめない限り、私たちは支えます。ですが、あなたが自分で治そうと思わない限り、我々は何もできません。治してもらおうと思うのであれば、ここはあなたのくる場所ではありません」

繰り返しになりますが、**私たち医師のできることは、その人の生活習慣や思考のどこに問題があるかを見つけることです。**なぜなら、生活習慣も思考回路も、いわばその人のクセであり、自分のクセに気づくのは難しいからです。

自分のやっていることがいいことなのか、それとも悪いことなのか、それを自身で的確に判断できる人はそうはいません。また、「あまりいい生活習慣ではないな」という自覚のある人も、それが慢性痛に大きく影響しているということにまでは気づいていません。

慢性痛の治療で、医師ができる最も重要なことは、患者さんの気づいていない原因を見つけ出し、克服すべき課題として患者さんに提示することです。**その課題を、患者さん自身が頑張って乗り越えない限り、慢性痛を完治することはできません。**

私は患者さんに治って欲しい一心から、ときに患者さんを厳しく叱咤《しった》することもあります。たとえば、こんなことがありました。

「ひざの痛みの一番の原因は太り過ぎ」と判断した60代の女性の患者さんに対して、診察のたびに「ダイエットをして体重を減らすように」と何度も口を酸《す》っぱくしていい、食事や運動などの指導を繰り返しました。しかし、「太っているのは前からで、今さら痩《や》せたからといってひざの痛みが解消するとは思えません。お願いですから注射をしてください」となかなかいうことを聞いてくれません。

そこで、発破《はっぱ》をかけて「診察時に患者さんの名前を呼ぶときに、体重も公表しますよ！」といったところ、1ヶ月半後の診察の日には、見事に体重を落としてこられました。

そして、「今までほとんど歩けなかったのが、先生のおっしゃる通りに痩せたら本当にひざの痛みが引いて、久しぶりに散歩をすることができました。これまで体重を減らすよういわれたことはありましたが、先生ほど熱心に指導をしてくださるお医者さんはいませんでした。ありがとうございます」と、とても喜んでおられました。

おそらく、一般の病院では患者さん一人ひとりに十分な診察の時間を取れないため、このケースのように食事指導や運動などを含めたダイエット指導をすることができないのでしょう。

しかし、その一方で、どんなに丁寧に診察をして適切な治療法を指導したところで、患者さん自身が実践してくれないと、医師にはどうすることもできません。

これは一例にすぎませんが、**慢性痛を解消するには、自助努力が不可欠です。**

自分の痛みときちんと向き合うこと。それができる人から、慢性痛は治っていきます。

医者任せ・民間療法任せの治療は失敗する！

慢性痛を治すには、「誰かに治してもらうのではなく、自分で治す」という意識改革が必要だといいました。

これは、自分の痛みのことを一番よくわかっているのは患者さん自身だということもありますし、**慢性痛をきちんと理解していない医師や補完代替医療や民間医療の施術者から身を守るため**でもあります。

たとえば、慢性痛を抱《かか》えている人には、痛み止めなどの薬を服用している人も多いものです。しかし、前の項目でもお話をしたように、慢性痛にロキソニンなどの消炎鎮痛薬は効きません。

ここで注意すべきは、「薬が効かないから飲むのをやめる」というのならいいのですが、効かない薬をあきらめずに飲み続けていたり、「もっと飲めば効くかもしれない」と服用量を増やしたりしてしまうことです。

どのような薬にも副作用がありますが、**消炎鎮痛薬には消化器などに対する副作用の大きいことが認められています**。食欲不振や胃もたれ、さらには胃《い》潰瘍《かいよう》や十二指腸潰瘍、腎障害などの副作用が、一般に考えられているよりもはるかに頻繁《ひんぱん》に起こることがわかっています。

また、「薬物乱用頭痛」といって、鎮痛薬に頼り過ぎると頭痛が起こることがあります。

ですから、頭痛持ちの人は、鎮痛薬を頻繁に飲むことでかえって頭痛がひどくなり、さらに薬を増やすことで、ますます症状を悪化させるという悪循環に陥《おちい》りやすいのです。その他にも、重い副作用として、皮膚がドロドロに溶ける中毒性表皮壊《ひょうひえ》死融解症《しゅうかいしょう》や髄膜炎《ずいまくえん》、再生不良性貧血などの重大な症状の起こることがあります。

　以前、私が慈恵医大に勤めていたとき、私の前任者から引き継いだ患者さんがそうでした。あるテレビ局の女性ディレクターで、ひどい肩こりと腰痛症に悩まされているものの、仕事柄、多忙を極めていてなかなか休むことができない。それで、ボルタレンやロキソニンといった消炎鎮痛薬を多いときには1日10錠ぐらい飲んでいたとのこと。そんな生活を続けたために、すっかり腎機能をやられてしまったのです。私が前任者から引き継いだときは、すでにＮＳＡＩＤｓ《エヌセッズ》（Non-Steroidal. Anti-inflammatory Drug：非ステロイド性抗炎症薬）による腎障害から透析を受けており、テレビ局も辞められていました。この時点ではもはや手のうちようもなく、廃用症候群で車椅子生活を送られていました。その後、感染症で亡くなられました。

　このように、慢性痛に対して急性痛の治療をやっていると、痛みをこじらせてしまうばかりか、命に関わることもあるのです。

不必要な薬を整理するだけで症状が緩和される

痛みの治療には、消炎鎮痛剤の他に、精神安定剤や抗不安薬が使われることもよくあります。どちらも睡眠薬と同じような成分が含まれていて、神経を鈍《にぶ》らせることで痛みを感じにくくさせるのが目的です。しかし、**大脳皮質の働きが落ちるため、理性的にものごとを考えられなくなり、その結果、こだわりが強くなってかえって痛みが増す**ということがよくあります。さらに、睡眠薬と同じように習慣性があるため、長く服用するとうつ状態になったり、認知症のリスクを高める可能性もあります。

また、慢性痛の治療薬として、筋肉をほぐす作用のある筋弛緩薬《きんしかんやく》もよく使われます。そのなかには、**弱い睡眠作用のあるものがあり、高齢者がふらつきから転倒して骨折をし、そのまま要介護状態になるというケースが多数ある**との報告がされています。また、**ベンゾジアゼピン系薬剤は認知症のリスクを高める可能性も指摘されています。**

私の診察を受けにくる患者さんにも、いろいろな病院で「原因不明の難治性の慢性疼痛《とうつう》症」と診断され、複数の病院からさまざまな薬を処方されているケースが少なくありません。ですから、初診時には必ずお薬手帳と服用している薬とを持参してもらいます。

これまで私が診《み》たなかでの最高記録は、１日46種類もの飲み薬を処方されていました。46個ではありません。46種類ということは、それぞれ１回数錠、１日数回ずつですから、合計ではとてつもない量を飲んでいたわけです。これでは、副作用で異変が表れても当然といえる状態です。

そこまでではなくても、薬を10種類以上服用しているという人は、ざらにいます。そういう人たちは、**不必要な薬を整理するだけで、症状が緩和され、ＱＯＬ（生活の質）やＡＤＬ（日常生活動作）が劇的に向上することがあります。**

ただし、医師が処方をしている薬には、服用をやめると病状が悪化したり、命に関わるようなものもありますから、素人《しろうと》判断で飲むのをやめるのは危険です。薬の量が多いと感じる人は、専門の医師や薬剤師に「もう少し減らせませんか」と必ず相談をしてください。

慢性痛の専門医は誰？

「肩こりや腰痛なら整形外科、頭痛や胃痛なら内科や神経内科で診てもらうものでしょう!?」

このような声が聞こえてきそうですね。しかし、整形外科や内科、神経科の医師はたいていの場合は慢性痛の専門医ではありません。

慢性痛の専門医は、ペインクリニック、整形外科、脳神経外科、リハビリテーション科、神経内科などの専門医が、さらに慢性痛についての専門の教育を受けてなるものです。しかし、前述したような事情から、**今の日本には痛みを専門的に診る医師はほとんどいません。**

ちなみに、日本で慢性痛を専門に診ている数少ない私や私の仲間たちは、痛み治療のシステムが構築されている欧米のペインセンターなどに留学して慢性痛の専門的な教育を受け、帰国をしてからその理念や方法を伝授しあってきたというのが実情です。

さて、慢性痛を専門としていないほとんどの整形外科の医師はレントゲンやＭＲＩを撮《と》って何も見つからないと「問題ないですよ」といって、せいぜい痛み止めやシップ薬を処方するのが関の山です。

そうして、効かない薬を渡されるだけで、一向に改善しないため、多くの人が整体やマッサージなどの民間療法に流れることになるわけです。

しかし、残念ながら、民間療法でも完治に至ることはありません。

これは鍼灸《しんきゅう》の先生から伺った話ですが、近年、針灸師やマッサージ師のレベルが著《いちじる》しく低下しているそうです。鍼灸師や、あんま・マッサージ・指圧師は国家資格ですが、その養成をするための学校がここ10年で激増し、教育の質が落ちているのが要因とのこと。しかも、医師とは違い、鍼灸師やマッサージ師の卒後教育というのはまったく行われないそうです。

そのため、医療の世界はどんどん進化しているにもかかわらず、民間療法に関わる人たちの多くは古い知識のまま上書きされず、現在では否定されているような方法を平気で行っていることもよくあるそうです。実際、患者さんの骨折を見抜けず、力任せに施術をして悪化させ、整形外科に患者さんを送ることになるというケースも少なくありません。

国家資格として認められている鍼灸師や、あんま・マッサージ・指圧師でさえその状態ですから、資格の必要ない整体師やカイロプラクター、リフレクソロジストなどはなおさらです。極端な話、まったく知識も経験もない人であっても、整体院やカイロプラクティックのお店を開業して、施術をすることができるのです。そこまで悪質ではなくても、そのぐらい素人同然の治療院も少なくないということです。

たとえば、整体師の人たちはしばしば「骨が曲がっているので元に戻しますね」というい方をしますが、「骨が曲がっている」というのは整体師独自の理論です。もし本当に骨が曲がっているとしても、人間の力で押したりもんだりしたぐらいで、骨を元の位置まで動かせるはずありません。

さらに、これもまた別のマッサージの先生から伺った話ですが、腕のいいマッサージ師であっても、一度の施術ではあえて治さないこともよくあるそうです。なぜなら「1回で終わらせるより、10回通ってもらったほうが得だから」とのこと。

しかし、**慢性痛の場合は、そうして長引かせることで、症状がこじれてしまうことが多く、10回通う頃には治るどころかむしろ症状が悪化することになってしまいます。**

もちろん、鍼灸師やマッサージ師にも「名医」はいます。その中には、生活指導まできちんと行っている人もいるようです。また、理学療法士の免許を取ってから、カイロプラクティックや整体、ヨガなどを勉強し、運動不足や不自然な身体の使い方の矯正《きょうせい》をすることで根本治療につなげていく人もいます。

前の項目でもいいましたが、こうした民間治療の多くは、患部を直接さわりながら時間をかけて施術を行い、患者さんとの対話にも時間を費《つい》やします。患者さんの側からすると、ゆっくり話を聞いてくれるし、丁寧にケアもしてくれるので、心身ともに癒《いや》された心地になって、高い満足感を得られるようです。

そのように、たとえ刹那的《せつなてき》ではあっても「気持ちがいい」と感じることをするのは、決して悪いことではありません。さほど高額ではなく、月に1～2回治療を受ければ、後の日はほぼ問題なく過ごせるというのなら、それもいいのではないかと思います。

問題は、「誰」が正しい技術を持っていて、患者さんをしっかりと診ることができるのか、その根拠が医師以上にわかりにくいことです。それに、たとえどれほど信頼している鍼灸師やマッサージ師であっても、任せっぱなしにするのはよくありません。繰り返しますが、他力本願でいるうちは、慢性痛は治せません。

このことをしっかりとわきまえたうえで、適切に賢く利用することです。

慢性痛になりやすい人の「心のクセ」とは

「慢性痛は心理社会的な要因が大きい」と繰り返し述べてきました。

このことがわかってくると、慢性痛になりやすい人には、心のクセのようなものがあることがわかってきます。

1つは「完璧主義」です。慢性痛の患者さんには、ゼロか100かのような、極端な考え方をする人が少なくありません。つまり、融通《ゆうずう》が利《き》かないのです。

とくに難しいのは、高齢で成功体験のある人たちです。この人たちには、「今まで朝から晩まで働いてきて、それによって自分は成功した」という自負《じふ》があります。そのため、60代、70代になって、仕事を引退し身体も衰《おとろ》えて、それまでとは同じようにいかなくなっていても、「私は今までこれでうまくいっていたんだから、なぜ同じようにやってはいけないのだ。人からやめろといわれる筋合《すじあ》いはない」といって、なかなかひき下がりません。

人は、自分自身や自分を取り囲む状況や環境が変化すれば、それにあわせて思考も変化させなくてはいけません。しかし、完璧主義の人たちは、融通が利かないため、そのことを理解しようとしないのです。

こういうタイプの人は、成功体験を否定されることのストレスから慢性痛になることもあります。また、どう頑張っても思い通りに達成できないようなことが出てくると、途端に、気持ちが折れて意欲を喪失《そうしつ》し、今度は何もやらなくなってしまいます。そうなると、もともとは完璧主義なだけに、ますます気持ちが落ち込んでしまい、それがもとで痛みが起きたりします。

それだけではありません。実は、このタイプの人たちが厄介《やっかい》なのは、本人よりもむしろ家族など周りにいる人たちが、しばしばストレスから慢性痛などの症状を発症することです。そうして、困った家族が当人を無理やり引っ張って行って心療内科を受診させるというケースも少なくありません。

慢性痛になりやすい人の「思考のクセ」とは

もう1つ、慢性痛の人にありがちな思考のクセが「べき思考」です。「これをすべきである」「しなくてはならない」というふうに考えて、やはり自分をどんどん追い込んでしまいます。

私のクリニックに、原因不明の全身の慢性痛で他の病院から紹介されてきた女性の例をご紹介しましょう。

その女性は5ＬＤＫの大きな一軒家で夫と二人暮らしをしていて、家事はすべて自分がやっているとのことでした。話をよく聞くと、毎日すべての部屋の掃除をひとりでしているというのです。かつての子ども部屋で今は誰も使っていない部屋も含めてです。子どもが小さいうちなら部屋も汚れますから理解もできます。ですが、老父婦の二人暮らしで毎日掃除をする必要などないはずです。しかも、月に1回は20枚以上ある網戸《あみど》を全部洗い、草とりもしないと気がすまないといいます。それでは全身が疲れて痛くなっても当たり前です。30代、40代ならともかく、70代にもなって、身体を酷使《こくし》し過ぎです。

そのように伝えると、「でも、若い頃からずっと当たり前にやってきたことだから、やらないわけにはいかないんです」といいます。

日頃から身体を鍛《きた》えていて、それだけの基礎体力が維持できているのならまだいいのです。ですが、基礎体力はとうになくなっているにもかかわらず、長年の習慣だからといって、そのままやり続けていいわけがありません。

年とともに、いろいろなことが変化します。ですから、若い頃とは根本的に考え方を変えないといけません。

若い頃に正しかったことが、年を重ねても正しいとは限りません。生活習慣を見直して、今の年齢に相応《ふさわ》しい正しい習慣に変えていくことが必要です。そうすれば、年をとっても身体はそれほど悪くはならないものです。

それまで通っていた病院では、この話を一切していなかったため、全身の慢性痛の理由がわからなかったのです。私は、「たとえば、子どもたちがいなくなった部屋は封印して、せいぜい半年に1回にしてもいいのではありませんか。網戸も数ヶ月に1回、誰かに手伝ってもらってやるようにしたらどうでしょう」とアドバイスをしました。すると、次に受診をしたときに「すべてを止めることはできませんが、少しずつ減らすようにしてみたら、確かに痛みが楽になってきました」と、やっと納得をした様子で、私も少し安心しました。

この女性のように、「べき思考」が自分だけに向いているうちは、まだいいのです。厄介なのは、他人が絡《から》むケースです。

責任感や義務感が慢性痛を悪化させる

私のクリニックでよく診るケースは、「自分が最後までお母さんの面倒を見なくてはいけない」という使命感から、自分を追い込んでしまうケースです。このように自分ひとりの問題ではなく、相手があって、その人のために何かを「すべき」と考えると、責任感や義務感も重なってしまい、抑うつなどの精神状態を起こしやすく、一番よくありません。

思考の柔軟性がなくなってしまうのです。

なかでも介護の絡むケースは本当に深刻で、「私がお母さんをケアしなくてはいけないんだ」と他に家族がいてもひとりで背負いこんでしまう人が少なくありません。

次のようなケースがありました。3人姉妹の長女で、妹たちは結婚して離れて暮らしており、母親と二人暮らしをしているという女性が、執拗《しつよう》な慢性腰痛と肩こりで診察を受けに来ました。聞けば、お母さんは認知症で徘徊《はいかい》を繰り返していて、夜も目を離せないとのこと。食事や入浴の世話から、夜の見守りまでしているといいますから、どう考えても介護疲れです。ですが、本人は「訪問介護の人が週に何回か来てくれるから困った問題はありません」と認めません。しかし、訪問介護の人が来ているときだけ仮眠をとるだけという状態では、いずれ共倒れになってしまいます。

私は、診察のたびに、「お母さんには施設に入ってもらうのが2人のためですよ」と口を酸《す》っぱくしていい続けました。そうして、半年かけて説得をし、ついに本人も納得してお母さんを施設に引き受けてもらうことになりました。

今もはっきり覚えていますが、その女性は「本当に先生のおっしゃる通りでした。私も楽になりましたが、母も楽になったんだということが、穏やかな表情を見ているとよくわかります。もっと早くこうすればよかったかもしれません」と笑顔で報告に来てくれました。

慢性痛を克服するには、「生まれ変わる」ぐらいの意識改革が必要

ここでご紹介したように、完璧主義やべき思考など心のクセのある人は、そのクセから**自分を解放することが、もっとも適切な痛み治療になることがよくあります。**

その人の考え方というのは、本人にしか変えることができません。ですから、患者さんの話をよく聞き、何がおかしいかを探《さぐ》り出した後に私たちのできることは、心と身体の苦痛を取り除くための具体的な方法を示すことです。私は患者さんに必ず、

「あなたにとって本当にやりたいことは何ですか？」

と尋《たず》ねます。そのように疑問を投げかけることで、患者さん本人が「すべきこと」と「したいこと」を分けて考えられるように導くわけです。

私たちの行動の多くは、習慣につかさどられています。ですから、**本当は嫌だけど習慣だから仕方なくやっていることもたくさんあります。**でも、あらためてそれを振り返らな

いと、本当は嫌々やっているということに気づかないのです。
「本当にそれは必要なことなの？」「本当にそれは自分がやらないといけないことなの？」「毎日やらないといけないの？」

このようにどんどん突き詰めていくと、「あれ？」と思うことはたくさんあります。

そうして、自分のやっていること、考えていることがどこかおかしい、と自分で気づいてはじめて自分の行動や考え方を直すことができます。

自分の考え方そのものが、慢性痛がこじれる大きな原因になっている人は、自分を変えようとしない限りは治せません。

厄介な慢性痛を克服するには、「まるごと生まれ変わる」ぐらいの意識改革が必要になることを心に留《とど》めておいてください。

STEP5
慢性痛の80%は筋肉のこりが原因だ！

筋肉のこりの正体は、トリガーポイント！

「慢性痛が治りにくいのは、心理的・社会的な要素が複雑に絡《から》み合って、痛みをこじらせてしまうため」

このことはご理解いただけたと思います。そして、

「もともとの痛みは急性痛に由来しているものの、こじれて慢性化する頃には、もとの原因との関連がほとんどわからなくなっている」

ということもご理解いただけたと思います。

実は、**慢性化した痛みの80％は筋肉の痛み**だということがわかっています。

「なあんだ。肩こりが筋肉の痛みだってことは前から知ってたよ」

そのような声が聞こえてきそうですね。ですが、ただの筋肉痛と侮《あなど》ってはいけません。

慢性痛の筋肉の痛みは、運動をした後に表れる筋肉痛とは、まったくの別物です。運動後の筋肉痛は急性痛ですから、放っておいても数日もすれば消えてしまいます。

ところが、何ヶ月も何年も続く慢性の筋肉痛は、いわば筋金入《すじがねい》りです。**筋肉がガチガチ**

にかたくなってゴムバンドのようになり、その中にさらに、コリコリとかたく、しこりになった部分ができています。長年、肩こりに悩んでいる人なら、肩をもんだときにビリッとした鋭《するど》い痛みを発するコリの部分を感じたことがあるでしょう。あのコリコリどころかゴリゴリになっているところを**「トリガーポイント」**といいます。トリガーポイントが原因となる筋肉の痛みを**「筋・筋膜性疼痛《とうつう》症候群（ＭＰＳ）」**といいます。

　実は、頭痛や腰痛、ひざ痛なども、その多くはトリガーポイントによる筋肉痛です。腰痛やひざ痛で悩んでいる人には「腰痛の原因はヘルニアです」とか「ひざの痛みの原因は変形性膝関節症です」と診断され、関節に原因があると信じてきたという方も少なくないでしょう。ですから、筋肉痛といわれても、にわかには信じられないのも仕方がありません。

　しかし、**トリガーポイントは全身の筋肉のどこにでもできます。**たとえば、慢性の腰痛は、肩こりが腰に起こったようなもので、いってみれば「腰こり」です。ひざ痛なら「ひざこり」というわけです。

　筋肉痛というと大したことなさそうに感じるかもしれませんが、急性の筋肉痛と違い、**慢性の筋肉痛はしばしばとんでもない激痛を引き起こすことがあります。**背中から腰、臀《でん》部《ぶ》、下肢にまで筋肉痛が広がると、歩けなくなることもあります。

MPSができる原因は、いまだ解明されていない

「慢性痛の正体が筋肉痛なら、もっと早く医学的に証明されていそうなものだ」

このように思うかもしれません。しかし、筋肉というのは、実は、全身の組織の中でも研究がしづらく、いまだに解明されていないことが多いのです。

実際に、筋肉のこりの部分をレントゲンやMRI、CTなどで画像検査をしても、とくに異常は見られません。また、実験用のマウスには、骨折の状態はつくれても、肩こりや腰痛など慢性の筋肉痛の状態をつくることができないため、動物による実験や研究もできません。

最先端の痛み診断と治療を行っている欧米のペインセンターの臨床医たちは、MPS（もっと一般的にいえば廃用症候群）に対する対処法を考えてきました。

しかし、MPSがなぜできるのかは、いまだによくわかっていません。これまでのところ、外部からのストレスに対して筋肉が防御反応を起こすことで、筋肉内にトリガーポイ

ントができ、その痛みによる刺激から周辺の組織にも痛みが波及《はきゅう》していくのではないか、と考えられています。

しかし、これだけでは説明がつかないのです。トリガーポイントは筋肉や腱《けん》の障害だけでなく、糖尿病・高血圧といった代謝性の病気や、内臓の病気からも生じますし、心理社会的なダメージによってもできることが知られています。また、帯状疱疹《たいじょうほうしん》後の神経痛も、５年、10年経ってくると、神経痛の割合は少なくなって、むしろ筋肉の痛みがメインになってくることがあります。

ただ、どうして内臓の病気や心理的な問題からトリガーポイントができるほど筋肉がこって痛くなるのか、また、どうして神経痛が筋肉痛に移行するのか、ＭＰＳ発生のメカニズムはどうにもわからないというのが現状です。

放散痛を見逃すと、痛みの連鎖が起こる

このように、ＭＰＳの医学的な解明はまだですが、臨床では次のような特徴があることがわかっています。

・筋肉内にゴムバンドのような部分があり、そこに針《はり》を刺《さ》すなど刺激を与えると、ビリビリしたけいれん反射が起こることがある

・ゴムバンドのなかに発痛点（トリガーポイント）があり、そこを刺激すると放散痛《ほうさんつう》（離れた部位に起こる痛み）が起こり、遠く離れたところにも痛みを感じる

放散痛を引き起こすというのはMPSの大きな特徴で、トリガーポイントが発生した場所とは別の部分が痛んだり、発生した付近の臓器に同じような痛みを起こしたりします。

たとえば、ふくらはぎのヒラメ筋にできたトリガーポイントによって、同じ側の頰《ほほ》に痛みを生じることがわかっています。つまり、患者さんが頰が痛むと訴《うった》えて、頰の治療をしたにもかかわらず効果のない場合、痛みの原因はふくらはぎにある可能性もあるということです。しかし、放散痛を知らなければ、頰の痛みを訴える患者さんのふくらはぎを診《み》ることは、まずないでしょう。

そうして、**放散痛を見逃してしまうと、痛みを感じている領域の筋肉にあらたなトリガーポイントを形成して二次的、三次的なトリガーポイントを発生するという痛みの連鎖《れんさ》が起こります。**ふくらはぎのトリガーポイントによって、頰にもトリガーポイントができるわけですが、頰の治療をしてもふくらはぎのトリガーポイントを潰《つぶ》さないかぎり、別のト

リガーポイントが新しく発生することになる。まるでイタチごっこです。**こうした痛みの連鎖にストップをかけるには、なるべく早く手を打つことです。**慢性痛は長引くほど治りにくくなるというのは、そういうことなのです。

また、がん性疼痛や帯状疱疹後に起こる神経痛、さらには、肺などの胸開手術後に起こる痛みも、病気や手術をきっかけとして二次的に生じたトリガーポイントが痛みの主体になっていることがあります。

このように、トリガーポイントによるＭＰＳはとらえどころがなく、そのため、腰のトリガーポイントは椎間板《ついかんばん》ヘルニアや腰椎脊柱管狭窄症《ようついせきちゅうかんきょうさくしょう》、大胸筋のトリガーポイントは狭心症、上部腹直筋のトリガーポイントは胃炎というように、いろいろ誤診されやすいのです。

これだけ厄介《やっかい》な存在にもかかわらず、トリガーポイントのできている筋肉には、検査をしても目立った異常はありません。また、痛みのレベルも人によってさまざまで、同じようなこりの状態でも、「たいしたことない」と感じる人もいれば、「痛くて歩けない」と生活に支障をきたすほどの痛みを訴える人もいます。ですから、ＭＰＳの存在そのものを知らなければ、診断するのはとうてい無理なのです。

しかし、原因は不明でも、ひとたび、MPSだとさえわかれば、治療法はあります。根本的に治す方法はまだありませんが、有効な治療法はある程度わかっています。それがトリガーポイント治療です。

西洋医学と東洋医学を融合したIMS療法で、トリガーポイントを潰す！

以前から、トリガーポイントに局所麻酔薬や筋弛《きんし》緩薬《かんやく》、抗炎症薬などを注射すると、痛みを軽減させる効果のあることはわかっていて、整形外科でも行っているところはたくさんあります。

私が行っているのは、こうした一般的なトリガーポイント注射とは違って、薬は一切使わず、針も東洋医学の鍼治療で使うものを用いる「筋肉内刺激法（IMS）」です。

IMSの大きなメリットは、薬を使わないので副作用の心配がないことです。また、鍼灸用の針の口径は0・24㎜と、通常のトリガーポイント注射で使う0・5㎜針の約半分の細さで、針の先端が鋭《するど》くとがっていないため皮膚や筋肉、神経や血管などへの障害が少なくてすみます。そのため、一般のトリガーポイント注射より、1回に多くの部位を治療することができます。

こうして針の刺激を受けると、筋肉は柔《やわ》らかくなり、こりや痛みが和《やわ》らぎます。なぜ、針の刺激によって筋肉が柔らかくなるのかは不明ですが、筋肉が柔軟性を取り戻すことで関節が動きやすくなるなど、ちょうどマッサージをしたのと同じような効果を得られる治療法だといえばわかりやすいでしょう。

ＩＭＳは、カナダ人の医師チャン・ガン博士によって開発されたもので、私はワシントン州立大学のペインセンターに留学していたときに、博士から直々に手ほどきを受けました。ＩＭＳが開発されたのは、トリガーポイントの研究をするなかで、トリガーポイントに麻酔薬ではなく生理食塩水を注射しても効果は変わらないとわかったことがきっかけです。

このことから、トリガーポイントに有効なのは麻酔薬ではなく、針の刺激そのものではないかという発想になり、ならば、もっと細い針にすれば組織への障害が減り、より深くまで挿入できるだろうということで、鍼治療の針にたどり着いたそうです。

「では、鍼治療とＩＭＳとはどう違うの？」

そのような疑問の声が聞こえてきそうですね。

簡単にいえば、針を筋肉に打つか、経穴《けいけつ》（ツボ）に打つかの違いです。IMSは、解剖学的に明確な筋肉の中に生じているトリガーポイントを見つけて、そこに針を打ち、刺激を与えて筋肉の柔軟性を取り戻すことを治療の目的としています。一方、鍼治療は東洋医学において気《き》・血《けつ》・水《すい》の通り道であると考えられている経絡上の経穴（ツボ）に針を打つことで、停滞している血液や体液などの通りを良くして、体内のバランスを整えることが目的です。

面白いことに、トリガーポイントの70%は、ツボと一致するという研究報告があります。筋肉のこりや痛みを和らげるためのアプローチは異なるのに、針を打つのは同じところというのは興味深いですね。

現在のところ、IMSを行える医療機関は限られていますが、私は仲間たちと一緒に「IMS普及研究会」を発足し、医師や鍼灸師《しんきゅうし》を対象にIMS治療を行える認定医を養成する準備を進めています。いずれは、慢性痛の患者さんの誰もが身近な医療機関でIMSを受けられるようになるでしょう。

それまで、一般的なペインクリニックや整形外科ではトリガーポイント注射が第一選択になります。**トリガーポイント注射のメリットは、保険適用になっているため、自由診療**

のＩＭＳより患者さんの負担が少ないことです。また、トリガーポイントが２～３ヶ所なら、薬の副作用についてもさほど心配はいらないでしょう。

ストレッチと筋トレで筋肉の質を高めると痛みが軽減する

さて、どのような治療法についてもいえることですが、トリガーポイント注射やＩＭＳによる治療は、すべての患者さんに効果があるわけではありません。また、たった一度で症状が劇的に改善する人もいますが、むしろ、そういうケースは稀《まれ》です。先ほど、「トリガーポイント注射やＩＭＳはマッサージをしたのと同じような効果を得られる」といいましたが、こりのひどいときだけマッサージでほぐしても、しばらくするとまた痛みがぶり返して、定期的に治療に通うことになるというのと同じです。

私の出演しているテレビ番組を見て「ＩＭＳをすれば自分の慢性痛も治るに違いない」と考えて当院を受診される患者さんが後を絶ちません。ですが、針１本では治りません。10年、20年ものの痛みを針１本で治せるのなら、私はブラック・ジャックになっています。

ＩＭＳも含めトリガーポイント治療によって筋肉が柔らかくなっても、その筋肉の柔軟性を維持する努力をしないと、すぐもとに戻ってしまいます。

ですから、たとえば、こりやすい部分を中心に自分で毎日マッサージをしたり、ストレッチをするなどして、日頃から筋肉や関節の柔軟性を高めておくことが大事です。また、その一方で、腰やひざなどの関節を守るには、それを支える筋肉がしっかりとついていなくてはいけませんから、運動による筋力アップも必要です。

さらに、慢性痛には心理社会的な要素が大きな影響を与えますから、心理社会的な問題を抱《かか》えている人は、その解決策を講《こう》じないといけません。そこが未解決のままだと、たとえＩＭＳでトリガーポイントを完全に潰せても、痛みの症状は消えずに残ってしまいます。

また、姿勢や生活習慣の悪い人は、それを改善する努力も必要です。肥満や運動不足、寝不足などが関係していれば、それを改善しない限り、慢性痛がなくなることはありません。

５年、10年ものの慢性痛は、いってみれば、その間の日々の積み重ねの結果です。それを針１本、薬１錠で治せるという発想をしている限り、絶対に治りません。

慢性痛を根本から解決するには、今までの自分を取り巻く環境や生活習慣、ものの考え方など、自分自身のことをしっかりとよく見つめ直し、生き方そのものを変えるぐらいの強い気持ちで、自分の慢性痛と向き合い、自分の力で克服しようとする意志と努力とが必要です。

無意識の悩みや習慣が、慢性痛の改善を阻んでいる！

心理社会的な問題を抱えていたり、生活習慣が乱れているような場合は、トリガーポイント治療を行うだけでは症状を改善することはできません。その典型的な例をご紹介します。

ＩＭＳ治療を紹介するテレビ番組で私のことを知ったという20代後半の男性が、「太ももに原因不明の痛みが続いているから治してください」といって、私のクリニックを受診されました。問診から、彼には発達障害があること、また、複雑な家庭の事情を抱えていることがわかりました。そうした心理社会的な問題が痛みの原因ではないかというと、「いえ、そうではありません。ＩＭＳ治療をしてもらえば、僕の筋肉痛はとれます」といいます。

そこで、希望通りＩＭＳをやってみると、確かに大きな反応がありました。針がうまくトリガーポイントをとらえると、筋肉がビクッと痙攣《けいれん》し、強い痛みを生じます。彼も針を刺した瞬間に、「うわあ、いってぇ！」と大きな声をあげました。そこで、「なるほど筋肉痛のようですね。IMSでどのぐらい改善するかひと月ほど様子をみてみましょう」といって、また翌月に来院してもらうことにしました。

しかし、1ヶ月後にやってきた彼は「痛みの症状はあまり変わりません」といいます。「それではもう一度、IMSをやりましょう」というと、はじめこそ「あの痛いのをまたやるのですか」といっていたのが、実際に針を刺してみると、まったく痛がりません。ということは、筋肉痛そのものは1回目の治療でよくなっているのです。しかし、本人は「でも痛みはずっと続いているのです」といいます。

そこで、私は「筋肉が痛みを起こしているのなら、針を刺せば痛いはずです。でも、あなたは痛くないというのですから、筋肉以外のところに慢性痛の大きな原因があるはずです。私が前回いったように、生活環境や心理的な面からのアプローチが必要ですよ」と説得を試みました。しかし、本人は納得できない様子で、翌月の予約を入れたものの、後日、キャンセルされました。おそらく、彼は自分の納得のいくような原因を見つけて治療をしてくれるところを探し回っていることでしょう。心配なのは、どこかで医師に「神経の圧迫を取り去れば、痛みはなくなりますよ」などといわれて手術をしてしまうことです。

人間の身体にメスを入れるというのは不可逆的ですから、一度やってしまったらもう取り返しがつきません。もとに戻すことのできない治療はできるだけ避けることです。少なくとも、初期の段階で選ぶべきではありません。いよいよこれしかないという最後の手段にすべきです。また、薬にも副作用がありますから、安易に飲むことは控《ひか》えるべきです。

自分の痛みと向き合うことは、自分自身と向き合うこと

私は、心理社会的な要素が慢性痛の大きな原因になっている場合には、心理的なセラピーを行うのが、もっとも害が少なく有効だと考えています。そのように患者さんに説明をして「一度は試してみるべきですよ」というと、たいていは納得してくれます。しかし、なかには、この男性のように心理社会的なことが要因だということを受け入れられない人もいます。

生活歴にいろいろな問題があっても、そのことに触れて欲しくないし、自分も思い出したくない。あるいは、「それが原因で自分は今こうなっている」とは認めたくない。

私のところに紹介されて来るような厄介な慢性痛を抱える人たちは、往々にしてそのような気持ちが人一倍強く、自分と向き合おうとしない傾向があります。しかも若い人ほど、その傾向は強くなります。なぜなら、**自分を振り返るというのは、言うのは簡単ですが、実際には心に余裕がないとなかなかできないことだからです。**

ある程度の年齢を重ね、人生経験も積んでいる人なら、「そういえば、あんなことがあったな。あの頃は随分と無茶なこともしたな」などと過去の自分を振り返りながら、冷静に受け止めることができます。しかし、今20代の人にとって10代の頃のつらい体験というのは、つい昨日の出来事です。思い出すには、相当な勇気がいります。この男性もまだ若く、本当は何とかしてあげたかったので残念ですが、本人が納得して治す努力をしないことにはどうしようもありません。

医学というのは万能ではありません。慢性痛に対しては、とくにそうです。患者さん自身の頑張りがなければ治せません。**自分の痛みと向き合うということは、自分自身と向き合うことです。**とはいえ、それが簡単でないことはわかっています。

次のＳＴＥＰでは、自分自身と向き合い、慢性痛の本当の原因を見つける方法をご紹介します。

STEP6
あなたの慢性痛はこのように診断する

自分の痛みを見極める方法

慢性痛を治すには、まず急性痛ではないことを見極めることが大切だと、繰り返しお伝えしてきました。また、慢性痛の約8割は筋肉のこりが原因だともいいました。ということは、**残り2割は骨や内臓や神経の疾患《しっかん》などに関連した心配な痛みである可能性があるということです。**

感じているその痛みは、ただの筋肉のこりなのか、それとも特別な治療が必要なのか。私自身がそれをどのように見極めているのかを、わかりやすくコンパクトにご説明します。

慢性痛の診断を下すまでには、いくつかステップがあります。その手順を知ることが、これから自分の慢性痛とどのように向き合っていくか——自分で治せるものか、病院で診《み》てもらうほうが安心か、病院に行くならどのタイミングかなど——のヒントになれば幸いです。

なお、ひとくちに慢性痛といっても、頭痛や肩こりなどさまざまあります。本書では、そうした痛みのなかから、慢性痛の自覚症状の訴《うった》えの常に上位にランクされる頭痛・肩こり・腰痛・ひざ痛・下肢痛をピックアップして、その診断や治療法などをご紹介します。

頭痛――痛みのほとんどは「頭のこり」

「頭痛持ち」とよくいわれるように、慢性的な頭痛に悩んでいる人はたくさんいます。頭痛が直接の原因で死ぬことはめったにありませんが、頭痛があると生活の質は明らかに落ちてしまいます。しかし、ほとんどの頭痛は、原因を知り、適切に対応をすれば治せます。

さて、ひとくちに頭痛といいますが、大きく２つに分けられます。脳血管障害などの病気が原因で起こる「**二次性頭痛**」（**器質性頭痛**）と、とくに異常のない「**一次性頭痛**」（**機能性頭痛**）です。わかりやすくいえば、原因となる疾患のある二次性頭痛は急性痛、それ以外の一次性頭痛は慢性痛です。

二次性頭痛の場合は、原因となる病気を特定するために脳神経外科や神経内科を受診して検査を受け、診断・治療を受ける必要があります。二次性頭痛を疑うポイントは主に次の６つです。

・最近（過去６ヶ月以内）になって起こった頭痛か、もしくは症状が大きく変化したもの

・とくに15歳以下か65歳以上の人で、ここ最近急に起きたもの
・歩行障害や言語障害、手がしびれる、ものがダブって見えるなどの神経症状が伴《ともな》うもの
・これまでに経験したことのない激しい頭痛に襲《おそ》われたとき
・嘔吐《おうと》や意識障害を伴って起こる激しい頭痛
・朝起きたときだけ痛む

二次性頭痛の可能性のある場合は、速《すみ》やかに医療機関を受診してください。一般的に、**頭痛患者の約1割が二次性頭痛で、残りの約9割は一次性頭痛**といわれています。

一次性頭痛は、原因となる病気はないのに起こる頭痛で、そのほとんどは心理的社会的要因と密接に関係しています。その中で、筋性の要素の強いものは「緊張性頭痛」、血管性の要素の強いものは「血管性頭痛」、また、薬の過剰摂取《かじょうせっしゅ》によって起こるものは「薬物乱用性頭痛」といい、さらに血管性頭痛は「偏頭痛」と「群発性頭痛」に分けられます。

1．緊張性頭痛

日本人にもっとも多い頭痛が、このタイプです。首筋や頭蓋骨《ずがいこつ》を覆《おお》っている筋肉にこり

が起こり、それを頭痛として感じることで起こります。日常的な姿勢の悪さや不安・緊張など、心身のストレスが主な原因とされます。この痛みにはこりをほぐすのが一番有効です。ストレッチやマッサージ、適度な運動をして、お風呂で身体を温めるといいでしょう。また、過労やストレスから筋肉が緊張して起こるので、その原因を取り除くことも必要です。

2. 血管性頭痛

脳の血流が低下して脳の血管が広がり、血管をとりまく神経を刺激するために痛みが生じます。

そのなかでも、何らかの理由で急に血管が広がったことで起こるのが「偏頭痛」で、ズキン、ズキンと脈打つような痛みとなったり、吐き気やむかつきを伴うほどの強い痛みになることがあります。身体を動かしたり、光や音の刺激によって痛みがひどくなる傾向があり、痛みはじめる前に「目の前がチカチカする」「生あくびがでる」など何らかの前ぶれを伴うこともあります。「偏頭痛持ち」の５人に４人は女性とされ、年代別でみると20～40代がピークです。この年代の女性は生理による女性ホルモンのバランスの変化が大きいうえ、仕事や結婚、妊娠、出産、育児などライフスタイルが大きく転換する時期でストレスがかかりやすく、偏頭痛の発作が起こりやすいのではないかと考えられています。

一方、「群発性頭痛」は、中年の男性に多く、しばしば「眼球をえぐられるような」と表現されるほど激しく痛むのが特徴です。

こうした血管性頭痛は、血管の拡張を抑《おさ》える薬（トリプタンなど）がよく効きます。しかし、多用は厳禁です。薬物乱用性頭痛になります。偏頭痛発作のためにトリプタン系薬剤などを月5回以上使用しなければならない時には、予防薬（Ca拮抗薬《きっこうやく》、抗痙攣薬《けいれん》など）の日常的な服用を考えます。

また、トリプタン系薬剤がほとんど効果がなかったり、効果が一定しない場合には、(純粋な）血管性頭痛とは考えにくく、薬の使用は中止すべきです。

3．薬物乱用性頭痛

これは、文字どおり、薬を飲み過ぎる（鎮痛薬を月15回以上服用する）ことで生じる頭痛です。実は、慢性痛を抱《かか》える患者さんの多くはこのタイプです。慢性的な頭痛持ちの人は、頭痛が起こる前ぶれを察知して、あらかじめ鎮痛薬を飲んで痛みを回避しようとする人が少なくありません。しかし、それこそが頭痛をこじらせ、長引かせている要因です。**このタイプの頭痛を治すには、鎮痛薬を予防薬として使うという習慣を止めるしかありません。**止める期間は最低でも４週間。場合によっては12週間は必要です。そうしてはじめて身体の中から薬が抜けて、ちゃんとした頭痛の治療ができます。その間は苦しいですが、薬物乱用性頭痛がある間は頭痛の治療法や予防法はほとんど効果がないので、仕方がありません。

血管性頭痛の場合は、自分で適当に市販薬を飲んだりせず病院で適正な薬を処方してもらうことです。そうすれば、鎮痛薬を予防薬として使うような乱用を避けることができます。緊張性頭痛の場合は、ストレッチや運動、ストレス解消を心がけましょう。

このように指導をすると、若い女性ならたいてい成功します。「いずれは子どもが欲しいから」というのがモチベーションになっていることが多いようです。

一方、中年男性は一筋縄《ひとすじなわ》ではいきません。薬の服用は止めても、代わりに喫煙をしたりお酒を飲んだりと、悪癖を重ねます。それをすべて止めてくださいといっても、なかなかいうことを聞いてはくれません。しかし、そうした生活を続けていると、頭痛だけではすまなくなります。喫煙や飲酒の習慣を長年続けていると内臓疾患のリスクが確実に高まります。そのことを考えて、早いうちに悪い習慣を1つずつ断ち切っていきましょう。

【診断の手順と治療のポイント】

1．一次性頭痛と二次性頭痛に分ける

2．二次性頭痛↓病院を受診する

一次性頭痛↓頭痛のタイプを見分けて適切に対処する

肩こり——肩の痛みの原因は「内臓」「骨または脊髄」「筋肉」の3つ

日本人特有の症状といわれる肩こり。実際、厚生労働省による国民生活基礎調査でも、気になる自覚症状として男性の2位、女性の1位にあげられています。しかし、困ったことに、肩こりには、頭痛のような明快な診断基準がありません。前の項目でもいいましたが、肩こりは日本独自の疾病分類のためデータがほとんどないのです。こうした背景が、肩こりの患者さんが一向に減らない原因ともいえるかもしれません。

それではどう診断をするか。肩こりといっても、たとえば、首の付け根がこって痛いの

愛読者カード

ご購読ありがとうございました。今後の参考とさせていただきますので、ご協力をお願いいたします。また、新刊案内等をお送りさせていただくことがあります。

【1】本のタイトルをお書きください。

【2】この本を何でお知りになりましたか。

1.書店で実物を見て　2.新聞広告(　　　新聞)
3.書評で(　　　)　4.図書館・図書室で　5.人にすすめられて
6.インターネット　7.その他(　　　)

【3】お買い求めになった理由をお聞かせください。

1.タイトルにひかれて　2.テーマやジャンルに興味があるので
3.著者が好きだから　4.カバーデザインがよかったから
5.その他(　　　)

【4】お買い求めの店名を教えてください。

【5】本書についてのご意見、ご感想をお聞かせください。

●ご記入のご感想を、広告等、本のPRに使わせていただいてもよろしいですか。
□に✓をご記入ください。　□ 実名で可　□ 匿名で可　□ 不可

郵 便 は が き

切手をお貼りください。

102-0071

東京都千代田区富士見一―二―十一
KAWADAフラッツ一階

さくら舎 行

住 所	〒 都道府県			
フリガナ		年齢	歳	
氏 名				
		性別	男 女	
TEL	( )			
E-Mail				

さくら舎ウェブサイト www.sakurasha.com

か、肩甲骨《けんこうこつ》の上あたりが張って痛いのか、症状を訴える部位は患者さんによってさまざまです。

肩の痛みを起こす原因は、「内臓」「骨または脊髄《せきずい》」「筋肉のトリガーポイント」の３つが考えられます。**このうち、単なる「肩こり」といえるのが筋肉のトリガーポイントです。**

そこで、まず、内臓・骨または脊髄の器質的な病気の有無を調べます。

内臓の場合は、ほとんどが肺疾患によるもので、レントゲンやＣＴなどの画像検査に既往歴や喫煙の習慣を併《あわ》せて考えると、だいたい診断がつきます。肺に問題がない場合には、肝臓か横隔膜《おうかくまく》を考えます。肝臓は血液検査で、横隔膜は画像検査で確認します。また、稀《まれ》ですが、狭心症の初期に肩こりのような症状が表れる場合もありますし、胆のう炎や胆石から起こることもあります。

内臓に異常がなければ、骨や脊髄を調べます。首または肩の骨そのものに異常がないか、さらに首の場合には、骨の中を通る神経からくることもあるので脊髄も調べます。

また、「痛みで夜中に目が覚める」「痛くてあまりよく眠れない」などの症状がある場合にも、器質的な痛みの可能性があります。こうした睡眠障害を伴う場合は、患者さん自身が気づくチャンスですので、注意をしてください。

器質的な異常がなければ、筋肉のトリガーポイントなど機能面の状態を調べます。トリガーポイントができる原因は、肩の筋肉そのものだけではなく、首や胸背部からの放散痛《ほうさんつう》ということもあります。

そこで、

・首・肩・胸背部の動きや姿勢のバランスを調べる
・肩関節の可動域を調べる
・トリガーポイントの位置を調べる

これでだいたい診断がつきます。

トリガーポイントの位置を確認しながらストレッチなどでこりをほぐすと同時に、なぜ肩こりが慢性化したのか、その背景を考えます。姿勢や生活習慣、心理社会的な要因など、肩こりのタネを見つけて、それを解消していくことが治療になります。

【診断の手順と治療のポイント】

1. 器質的な病気の有無を調べる→疑いがあれば病院を受診する
2. 筋肉のトリガーポイントなど機能面の状態を調べる

３．ストレッチなどでトリガーポイントのこりをほぐすと同時に、なぜ肩こりがこじれたのかを考え、原因を取り除いていく

腰痛――８割は筋肉のこり

肩こりや頭痛よりも患者数が多いのが腰痛です。２００９年にインターネットを用いて行われた慢性疼痛《とうつう》の実態の調査では、慢性の痛みでもっとも困っている部位の1位に腰痛があげられています。

腰部にはたくさんの臓器が含まれており、放っておいていい痛みと、いけない痛みとがあります。そこで、**まず「急性腰痛」と「慢性腰痛」を区別して考えることが重要です。**

急性腰痛とは、３ヶ月以内に起こった腰痛です。たとえば、大動脈解離《だいどうみゃくかいり》や感染性脊髄炎、がんの脊髄転移などが考えられます。糖尿病や高血圧、心臓病の持病がある場合には、こうした病気の悪化も考えなくてはいけません。高齢者の場合には、「いつの間にか骨折」といわれる圧迫骨折を起こしている可能性もあります。

ともかく、ここ３ヶ月以内に起こった腰痛は、速《すみ》やかに整形外科や内科を受診して検査

を受けましょう。

そうして、**検査で異常なしとわかってからも3ヶ月以上続いている痛みが「慢性腰痛」です。**

慢性腰痛の場合は、たいして急ぐことはありません。ですから、あわててレントゲンやMRIなどの画像診断を求めないことです。日本整形外科学会と日本腰痛学会がまとめた「腰痛診療ガイドライン」にも、

「腰痛の約85％は原因の特定できない『非特定的腰痛』であり、その原因には心理的・社会的なストレスが関わっている」

このように明記されています。つまり、慢性腰痛で画像検査をして歪《ゆが》みなどの異常が見つかっても、それが痛みの原因であるとは特定できないということです。ところが、厄介《やっかい》なことに、異常が見つかったことで、診断が混乱し誤った治療が行われることがしばしばあるのです。**慢性腰痛の約8割は腰こりです。**慢性痛の中で**腰こりはとくに生活習慣の影響が大きく、生活習慣の見直しを先にすべきです。**腰がこりやすい人には、次のような因子の多いことがわかっています。
・乱れた食生活

・運動不足
・同じ姿勢を続けることが多い
・肥満
・喫煙の習慣がある
・休息を取らない
・仕事や家庭でのストレスが多い

こうした因子を複数持っている人も多く、これらを１つずつ解消していくことが腰こりつまり慢性腰痛の治療の基本になります。ＳＴＥＰ７で、慢性痛克服のための方法をあげていますので、参考にしながら、できることから取り組んでください。

【診断の手順と治療のポイント】

1．「急性腰痛」と「慢性腰痛」を区別する
2．「急性腰痛」↓病院を受診する
「慢性腰痛」↓生活習慣を見直し、慢性痛の原因を起こしている因子を見つけて取り除く

ひざ痛――関節より筋肉の痛みを疑え！

足を曲げたり伸ばしたりできるのは膝《しつ》関節のおかげです。ひざが痛むと立つのも歩くのも座るのもつらくなり、日常生活に多くの支障をきたすようになります。

そのひざに慢性痛を抱える人も多く、先ほどのインターネットによる慢性疼痛の実態の調査では、腰についで慢性痛でもっとも困っている部位の2位にランクされています。

ひざの痛みの原因には、ケガや骨折、リウマチ、変形性膝関節症などいろいろあります。もっとも多いのは膝関節の軟骨《なんこつ》がすり減ってひざが変形してしまう変形性膝関節症だと思われていますが、実は、そのなかには、関節炎ではなくＭＰＳ（筋・筋膜性疼痛症）つまり筋肉痛であるケースがよくあります。

「関節なのに筋肉痛？」

と驚かれる方もいらっしゃるかもしれませんが、**ひざの関節をサポートしている大腿筋《だいたいきん》膜張筋《まくちょうきん》や内転筋《ないてんきん》、前脛骨筋《ぜんけいこつきん》などが筋肉痛を起こすのです。**わかりやすくいえば、「ひざこり」の状態になっているわけです。

したがって、**ひざの痛みは、変形性膝関節症による痛みと、ＭＰＳによる痛みと、それ以外の原因による痛みの３つに大きく分けられます。**

このうち、それ以外の痛みは、さらに、半月板損傷やジャンパーひざなどのように主にスポーツが原因で起こるものと、リウマチや痛風のように病気が原因で起こるものとに分けられます。これらはいずれも、病院での治療が中心になりますので、整形外科や内科などを受診して検査を受けてください。

さて、残るひざの痛みは、変形性膝関節症か、ＭＰＳつまり、ひざこりかのどちらかです。**この２つの見極めのポイントは、痛むのは、ひざの関節そのものか、それとも膝関節の周囲なのか、ということです。**

変形性膝関節症は、上の骨（大腿骨《だいたいこつ》）と下の骨（脛骨《けいこつ》）の接合部分、つまり上下の関節の間の軟骨部分で炎症が起こって、はれたり、水（間質液）がたまったりします。ですから、上下の関節の接合部分を押して痛みを感じたり、水がたまってプクプクしていれば、変形性膝関節症と考えられます。この場合は、関節内にヒアルロン酸の注射をする治療が効果を期待できます。

しかし、**ヒアルロン酸の関節注射をしても効果がなく、しかも、痛むのが関節の接合部**

ではなく関節の周囲やひざの裏側という場合には、MPSです。つまり、大腿筋膜張筋や内転筋、前脛骨筋など膝関節の周囲の筋肉の痛みです。これらの筋肉内のトリガーポイントを見つけてマッサージをしたり、トリガーポイント注射をすると痛みは改善します。

もう1つ注意しなくてはいけないのは、変形性膝関節症とMPSは、しばしば共存することです。ひざの関節が変形することで筋肉が引っ張られて筋肉痛になることもあれば、筋肉の痛みによって歩き方に異常が起こり、それが膝関節の変形を増長するということもあります。したがって、変形性膝関節症の場合でも、関節の周囲の筋肉をよくほぐすことで、痛みが軽快することはよくあります。

ひざの人工関節置換手術をしても、5%の人は痛みが変わらなかった、もしくは悪化したというデータがあります。ですから、現在では、骨の変形が進んでいても、患者さんが痛みを訴えなければ手術をしないのが基本です。もし、変形性膝関節症を発症していても、筋肉痛による痛みも同居していれば、手術などしなくても痛みを和《やわ》らげることは可能なのです。

実は、変形性膝関節症もひざこりも、発症しやすいタイプがあります。中年以上の太っている女性です。

まず、体重が重ければ重いほどひざへの負担は大きくなります、平地を歩くとき、ひざには体重の約３倍の重力がかかります。つまり体重60kgの人は、一歩踏み出すたびに１８０kgの重みがひざにかかっているということです。そこから体重が５kg増えると、ひざへの負担はさらに15kgも増えることになります。

また、太ると動くのがおっくうになって、どうしても運動不足になりがちです。すると、膝関節をサポートしている足の筋肉が衰《おとろ》えて関節への負担が増大し、ますますひざが痛くなってしまうという悪循環を生みます。

こうしたことから、太っている人はひざに痛みが出やすいのです。これは男女を問わずいえることですから、太り過ぎには注意をしてください。

女性の場合は、もともと筋肉を丈夫にする働きのある男性ホルモンの分泌が少ないうえ、年をとると骨の健康を守っている女性ホルモンの分泌も低下してきて骨粗鬆症《こつそしょうしょう》を発症しやすくなり、なおさらひざへの負担が大きくなります。日頃から体重管理に気をつけ、なおかつ、骨を丈夫にする食事をとったり、ストレッチや運動を心がけるなどひざを守る生活習慣を身につけましょう。あとの項目の慢性痛を克服する方法にも、ぜひ目を通してみてください。

ひざの痛みを放置していると、股関節痛、腰痛、肩こりなどに発展することもよくあります。下半身全体の健康を守るためにも、ひざ痛は早めに治療しましょう。

【診断の手順と治療のポイント】

1．変形性膝関節症による痛みと、MPSによる痛みと、それ以外の原因による痛みの3つを区別する
2．それ以外の原因による痛み→病院で診断・治療を受ける
3．変形性膝関節症→病院でヒアルロン酸の関節注射などの治療を受ける
4．MPS→筋肉のこりをほぐす。体重管理に気をつけ、運動をするなどひざを守る生活習慣を身につける

下肢痛――坐骨神経痛は意外に少ない

ケガや骨折などはないのに下肢が痛んだりしびれたりしていると、「坐《ざ》骨《こつ》神経痛」を疑う人は少なくありません。しかし、それは短絡的過ぎると思います。

坐骨神経とは、脊髄からわかれた多くの神経が束《たば》になり、腰から臀部《でんぶ》を経て大腿の後ろ側を通り、下腿の後ろ側を通って、足の指先まで延びている大きな末梢《まっしょう》神経のことです。主に腰の下のほう（腰椎《ようつい》と仙骨《せんこつ》の間）から出て、下肢の運動や知覚を伝えます。脊髄のどの位置から出ているかによって、下肢のどこを支配しているかが決まっています。

たとえば、腰椎椎間板《ついかんばん》ヘルニアを例に考えてみましょう。腰椎の3番と4番の間にヘルニアがあるなら、ここから出ている神経の支配領域が痛みます。すなわち、この場合は、ひざからひざ下にかけて痛みが出ます。ですから、「腰が痛い」とか「足先がしびれる」などということはありえません。したがって、**ヘルニアの位置と、痛み部位とが一致していなければ、その痛みはヘルニアが原因ではないということです。**

また、腰椎のヘルニアと並んで下肢痛の原因とされるのが、腰部脊柱管狭窄症《ようぶせきちゅうかんきょうさくしょう》です。画像で脊柱管の狭窄が確認され、なおかつ、下肢の痛みやしびれのために長時間歩くことができなくなる「間欠跛行《かんけつはこう》」という特徴的な症状や、麻痺《まひ》や排尿、排便に障害があれば、ほぼ腰部脊柱管狭窄症で間違いないでしょう。間欠跛行は、前かがみになったり、しゃがんで休んだりすると楽になるという特徴があるので、前かがみになってもしゃがんでも楽にならないとか、**排尿や排便にまったく異常がないのであれば、それは脊柱管の狭窄によ**

るものではなく、筋肉の痛みである可能性のほうが高いといえます。

それでは、ヘルニアや脊柱管狭窄症が原因ではない、いわゆる神経痛だとしましょう。神経痛とは、神経が障害されることで生じる痛みで、「びりびりと電気が走るような痛み」と表現されることが多いようです。また、痛みだけでなく、感覚の低下や知《ち》覚《かく》過《か》敏《びん》、筋力の低下などの神経異常を伴うことが多いのも特徴です。

坐骨神経は、腰から下肢の後ろ側を通って足先に及ぶ神経ですから、この神経に障害が起こると、主に下肢の裏側全体に「まるで電気が走ったような」とか「びりびりとした」と形容される特徴的な痛みやしびれが生じるはずです。

ところが、私のクリニックに他の病院から「坐骨神経痛」と診断されて来る患者さんたちは、「太ももの前側が痛い」とか「足の先が痛い」とか、それぞれに痛みを訴える場所が違っていることがよくあります。また、知覚過敏などの特徴的な神経症状もなかったりします。ということは、それらは坐骨神経痛ではないということです。

こうした坐骨神経痛ではない下肢の痛みは、下肢のどこかにできたＭＰＳによるものであることがほとんどです。

下肢痛の代表は坐骨神経のようにいわれますが、私の経験では、本当に坐骨神経なのは約3割で、あとの7割は坐骨神経とはまったく関係のない筋肉痛です。

【診断の手順と治療のポイント】

1．どこが痛むのかを、痛む部位を確認する

2．どのように痛むのか、次の２つの坐骨神経痛の特徴があるか、ないかを確認する

①「電気が走るような」「びりびりとした」と形容されるような痛みがある

②　感覚の低下や知覚過敏、筋力の低下など神経症状を伴う

3．痛みのある部位や痛みの特徴が違っていたら、坐骨神経痛ではなくＭＰＳ↓筋肉のこりをほぐす

全国21大学病院附属機関の共通問診票の使い方

慢性痛の「本当の原因」は、その人自身の中にあります。ですから、医師が慢性痛を診断するうえで、非常に重要になるのが患者さんへの問診です。慢性痛には、心理社会的な問題や生活習慣が大きく関与しているので、通常の診察の初診時に使われる問診票に比べ

て、**質問内容は細かく、多岐にわたります。**

私のクリニック（横浜市大市民総合医療センター　ペインクリニック）では、痛み治療の拠点づくりをしている全国21大学病院附属機関の共通の問診票に加え、私のクリニック独自の問診票も作成し、その両方を使っています。

全国21大学病院附属機関の共通の問診票では、「あなたが感じるもっとも強い痛みはどのぐらいか、もっとも近い数値を選んでください」「痛みによって日常の活動にどのぐらい影響が及んでいるか、もっとも近い回答を1つ選んでください」など、痛みのレベルやその痛みによってQOL（生活の質）やADL（日常生活動作）がどのぐらい低下しているかを、できる限り数値で評価できるような内容になっています。本書の巻末に全国21大学病院附属機関の共通の問診票を載せておりますので、ご参照ください（P252〜）。

一方、**私のクリニック独自の問診票では、痛みの状況から既往歴、家族関係、仕事環境、一般的な1日の過ごし方まで、患者さんの言葉で具体的に記述をしてもらいます。**質問項目は、全32項と多岐にわたっています。

どちらの問診票でも、同じような質問が何回か繰り返し出てきます。人間というのは、意識的・無意識的に隠したいことがたくさんあり、一度の質問ではなかなか本当のことを答えようとしません。ところが、同じことを何度も何度も聞かれると、そのうち気が緩《ゆる》んできて、ふと本音が漏《も》れたりするのです。そういう意味では、私のクリニック独自の質問票での自由コメントもとても重要で、患者さんは気をつけて書いているつもりでも、**最初のほうの質問とあとのほうでは、答えの内容に矛盾《むじゅん》が生じてきたりします。**そうすると「なぜそこが矛盾するんだろう」と、疑問が湧《わ》き、そこに心理社会的な問題があるのでは、というヒントになるのです。

また、回答のなかに、おかしな表現が見つかることもあります。たとえば、同居者との続柄を記入する欄に、自分のことを「嫁」と書いた人がいました。つまり、その人は常に「自分は嫁でしかない」という意識を持っていて、それが疎外感や劣等感につながり、大きなストレスになっていたのです。

このように、膨大《ぼうだい》な質問を丁寧に読み解いていくと、慢性痛の原因がなんとなく見えてきます。

難治性ではない慢性痛で、シップ薬を貼ったりマッサージをしたりとケアをしているのに一向に治らないという人は、心理社会的な要因や生活習慣が深く関わっている可能性があります。**自分自身を振り返って自分の中の問題点を見つけ出すのはなかなか難しいもの**

ですが、こうした問診票を利用すると自分を客観視することができるので、それだけ発見しやすくなります。

日常活動日記をつけて、生活習慣を見直す

1週間分でいいので「日常活動日記」をつけてみてください。

ポイントは、何時に起きて、何時に何をどのぐらい食べて、何時に家を出てどのぐらいかけて出勤し、会社の階段を何回使って……というように、1日の行動を時間を追ってこと細かく丁寧に書き出していくこと。そうすると、見逃してしまいそうな生活習慣までしっかりと把握することができます。

繰り返しますが、筋肉由来の慢性痛には生活習慣が深く関与しているので、自分の生活習慣を見直すことが重要です。たとえば、寝酒は慢性痛を悪化させますから、寝酒の習慣のある人はそれをやめるだけでもよくなる可能性があります。

運動をして、栄養バランスの良いものを食べて、しっかり寝る。

こういう生活を送っていれば、慢性痛がよくなるのはもちろん、その他多くの病気を予

防することができます。

　次のＳＴＥＰでは、自分で慢性痛を克服し二度と再発させないよう予防するための「慢性痛克服のための１４ヶ条」をご紹介していますが、いきなりすべてを実践するのは腰がひけるという人もいらっしゃるでしょう。そういう人は、なおさら日常活動日記をつけてください。まずはどこから手をつけるべきかのヒントが必ず見つかるはずです。

悪い習慣を何か１つ克服するだけでも、痛み改善の手応えを感じるはずです。そうして、１つまた１つと克服することを目指してください。

STEP7

慢性痛克服のための14ヶ条

慢性痛を克服するための14ヶ条をご紹介します。

1. 食事はタンパク質を中心にバランスよく

私たちの身体は食べたものでできています。ですから、食事はとても重要です。しかし、「栄養バランスの整った食事を、毎日3回きちんととる」

この基本ができていない人が、とても多いのです。

食事も生活習慣ですから、自分が毎日とっている食事の何が悪いのかわからないという人は少なくありません。たとえば、「菓子パンの方がご飯よりもカロリーが少ないと思っていた」「ビタミンのサプリメントをとっているから、栄養は足りていると思っていた」という人はよくいます。また、炭水化物を控《ひか》えて摂取《せっしゅ》カロリーを減らすよう指導をしたところ、主食のご飯やパンは少なめにしたものの、間食で主食以上のカロリーを取っていたという人もいました。このように、食事や栄養に関する知識が不足していたり、誤解をしている人は、決して珍《めずら》しくありません。

近年特に目につくのは、極端にタンパク質が不足している若い女性と高齢者です。栄養不足どころか、もはや栄養失調のレベルという人が驚くほどいます。おそらく、若い女性はダイエット志向から、高齢者は「粗食《そしょく》のほうが長生きできる」という考えから、肉や魚の摂取を控えているのだと思います。

ですが、全身の細胞はすべてタンパク質からできています。筋肉も骨も軟骨も脳細胞も、すべてタンパク質が材料となってつくられます。ですから、タンパク質はしっかりととらないと、きれいにも、健康にもなれないのです。

タンパク質の必要量は「体重1kgあたり1gのタンパク質」とされます。体重50kgの人が必要なタンパク質は50gということです。ここで勘違いしないで欲しいのは、これはお肉を50g食べればいいという意味ではないということです。たとえば、牛肉100gに含まれるタンパク質の量は20gです。したがって、牛肉からタンパク質を50gとるには、250gの牛肉を食べる必要があります。

これを踏まえたうえで、肉や魚、卵、乳製品、大豆製品などを上手に組み合わせて、1日に必要なタンパク質をきちんと補《おぎな》うよう、心がけてください。食べものから十分にとれないときは、プロテインのバーや飲料、アミノ酸のサプリメントなどを利用するのもいいでしょう。

タンパク質主体の「主菜」をメーンに、たっぷりの野菜、きのこ、海藻などの「副菜」、ご飯など穀類の「主食」、具沢山の「汁物」を組み合わせて献立を考えると、バランスのとれた食事になります。1日の必要摂取量を意識して、カロリーのとり過ぎには気をつけましょう。

また、近年、バランスを整えるポイントとして、食卓に3色の食材を揃《そろ》えることがよく紹介されています。

・ご飯、パンなどの主食となる糖質中心の「黄」
・肉、魚、大豆などメーンのおかずとなる、タンパク質中心の「赤」
・野菜、きのこ、海藻など副菜となる「緑」

この3食がバランスよく並ぶことで、栄養バランスもとれるというわけです。参考にしてみてください。また、糖尿病、高血圧、腎臓病などの持病がある方は、医師や栄養士の指示に従うことが重要です。自分の判断で食事の変更はしないようにしましょう。

そして、楽しみながら食べること。どんなにバランスがとれている食事でも、まずいものをイヤイヤ食べたのでは栄養になりません。おいしいものを楽しんで食べることで食欲が満たされ、心も身体も豊かになります。その幸福感が、脳の意識から「痛み」を引き剝《は》がしてくれるはずです。

なお、体力が落ちているけれど「どうしてもたくさんは食べられない」という人には、漢方薬が有効です。

西洋医学は、「体力」とか「不定愁訴《ふていしゅうそ》」とか、科学的に解明できないような分野は基本的に不得手です。たとえば、患者さんから「体力が落ちたので元気にしてください」といわれても、正直なところ、お手上げ状態です。「なんとなく体力不足なのは栄養不足だからだろう」と考えて、せいぜい、ビタミン剤の飲み薬や点滴をするぐらいです。しかし、ひとくちにビタミンといってもいろいろ種類があります。西洋薬の場合、ビタミンならＢ１、Ｂ２、Ｂ６とそれぞれ個別に作られているため、その中からどれが不足しているかを判別してチョイスすることになります。

しかし、なんとなく体力が落ちているようなときは、いろいろな栄養素が少しずつ足りていないというのが、おそらく正解です。そういう、「いろいろなものがちょっとずつ足りなくて、なんとなく調子が悪い」というような曖昧《あいまい》な症状を得意とするのが東洋医学です。

漢方薬のほとんどは、2種類以上の生薬《しょうやく》を組み合わせてつくられています。 生薬とは、植物の茎《くき》や根っこ、貝殻や鉱物などの自然素材を蒸《む》したり、乾燥させたものです。こうした1つ1つの自然素材の中には、さまざまなビタミンやミネラルなどの微量元素が含まれており、その配合のバランスによって薬効は異なります。漢方薬は、それらを組み合わせて、それぞれの効果をより高められるよう作られています。

ですから、漢方薬にもいろいろな作用を持つものがあり、とくに体力が低下しているような症状に対してよく使われるのが、「十全大補湯《じゅうぜんだいほとう》」「補中益気湯《ほちゅうえっきとう》」「六君子湯《りっくんしとう》」などです。これらには10種類前後の生薬が含まれていて、栄養剤として働く能力を持っており、体力を補うことから補剤と呼ばれています。

私も、栄養不足から体力が落ちていると診断した患者さんには、これらの漢方薬をよく処方しますが、驚くほど効くことがよくあります。元気が回復してくると、食欲も出て、慢性痛の症状もよくなります。ただし、漢方も薬であり、不適切に使用すれば効果がないだけでなく、副作用も出ることがあります。経験のある医師や、漢方の勉強をしっかりしている薬剤師（薬局）に相談することをおすすめします。

2．「身体にいい」といわれることを取り入れてみる

テレビの健康番組や雑誌の特集などで、「〇〇が身体にいい」と報道されているのを見て、すぐに試してみる人と、そうでない人とがいます。後者の人たちは前者の人たちを、「すぐブームに乗せられて」などと批判することもあるようです。

ですが、私は、「身体にいい」といわれることで、科学的根拠がある程度以上しっかりしていて、かつ経済的・身体的・心理的に負担がないのであれば、やってみたほうがいいと思います。

たとえば、最近も「葉酸《ようさん》には認知症の予防効果がある」という報道がありました。イギリスで行われた実験で、１日あたり８００μgの葉酸を摂取した人は、摂取しなかった人に比べて、脳の萎縮《いしゅく》が抑《おさ》えられたという結果が出たそうです。日本の厚生労働省による葉酸の摂取基準では１日２４０μgとされています。これは生のブロッコリーならおよそ２分の１個に相当します。とすると、８００μgを摂取するには、１・５個になります。

「ブロッコリーばかりそんなに食べられない。そこまでして葉酸をとる必要があるの？」

そのような疑問の声が聞こえてきそうですね。それは、寿命が延《の》びたからです。

今から40年ほど前までは、日本人の平均寿命はせいぜい60代でした。ですから、たいていの人はボケる前に死んでいました。しかし、今は80代、90代まで生きる時代で、誰もが認知症になる可能性があります。だから、葉酸を積極的にとらないといけないという話になるのです。

たとえば、生命寿命が60歳なら、はっきりいって、そんなに健康にこだわることはありません。たとえば、20代からタバコを毎日40本吸っていても、毎日お酒を1升飲んでいても、健康寿命にさほどの影響はありません。なぜなら、喫煙や飲酒、運動不足など生活の不《ふ》摂生《せっせい》の影響が出てくるのは、たいてい20年後、30年後のことで、そこから健康を害しても、さらに命を落とすまでに数年かかるからです。

しかし、現代の20代の人たちは、これから60年も70年も、もしかするとそれ以上、生きる可能性が高いのです。だから、40代、50代ぐらいになったら健康に気をつけていかないと、老後が大変なことになってしまいます。

自分の健康は自分で守っていかなくてはいけない時代なのです。

ただ、問題は、何をどこまで補わなくてはいけないかが、まだよくわからないことです。

だからこそ、こうした健康にまつわる情報が役立つのです。ただし、情報を鵜呑《うの》みにしてはいけません。情報の見極め方は、「誰が」良い、悪いといっているのか、その主張にはどのような根拠があるかです。それを知ったうえで、有用と思える情報は取り入れてみるといいでしょう。

3. 痛くても、身体を動かしたほうが痛みは軽減する

多くの慢性痛の患者さんは、身体を動かしても痛みはあまり変わらないと、実感していても、急性の痛みの対処法を考えてしまい、痛いときに動かすのは良くない、と意識的・無意識的に身体を動かさなくしています。しかし、痛くても動かしたほうが痛みは軽減し、結果的にＱＯＬ（生活の質）やＡＤＬ（日常生活動作）が向上することがわかっています。

それに、身体を水平にして休んでしまうと、筋肉がだらんと緩《ゆる》んで緊張がなくなるため、1日0・1〜0・7％の筋肉が失われてしまいます。高齢期に2週間寝たきりの状態で過ごすと、7年分の筋肉を失うといわれています。

２０１０年に世界保健機構が公表した世界の死亡者の危険因子では、身体不活動が４番目にあがっています。筋肉を維持し、鍛《きた》えることは、健康長寿を促進するための重要なカギです。

椅子に座っているだけでも、背中やお腹などの筋肉をある程度は使いますから、痛みがつらくてもなるべく横になって休まないようにしましょう。**急性痛の場合は養生《ようじょう》が必要ですが、慢性痛の場合は養生し過ぎると、かえって悪くなります。**慢性痛の痛みで命をとられることはまずありませんから、痛いからとあまり自分を甘やかさず、できることは自分でやるようにしましょう。家の中で立ったり座ったりするだけでも、それなりの活動になります。

身体をいたわり過ぎると、逆に心身の不健康を招くことになってしまいます。

4. 睡眠負債をつくらない

睡眠に関する研究はさまざまありますが、**20歳以上の人に必要な睡眠時間はだいたい6時間半～7時間半とされます。**その理由をご説明しましょう。

眠りにつくと、筋肉や骨、脳、内臓、血管など全身の細胞の新陳代謝《しんちんたいしゃ》をコントロールしている成長ホルモンの分泌がはじまり、３時間でピークに達します。途中で目が覚めると、成長ホルモンの分泌量は減少してもとに戻らなくなるので、睡眠の前半は起きないようしっかりと眠ることが大切です。成長ホルモンが不足すると、筋肉や骨の回復が遅れてしまいます。

睡眠の後半になると、浅い眠りが増えてきます。実は、このときに、思考や感情などの整理が行われると考えられています。不安や心配ごとに対する心の耐性は、睡眠の後半に形成されるといえるかもしれません。

このように、**睡眠は心身のメンテナンス時間であり、睡眠不足は慢性痛を確実に悪化させます。**

ところが、２０１５年の厚生労働省の調査では、20歳以上の男女の約４割は睡眠時間が６時間未満となっています。

「６時間眠っていれば十分です」

このようにいう人がいますが、６時間睡眠を１週間程度続けると、ひと晩徹夜したのと同じぐらいパフォーマンス能力が下がるという研究結果があります。また、「平日は睡眠不足だけど、休日にお昼まで寝て、寝だめをしてるから大丈夫」と考える人がいますが、たとえ平日に不足した睡眠時間を週末の2日間で補って、トータル42時間の睡眠を確保したとしても、睡眠の質まではカバーできません。

毎日、きちんと眠って、睡眠負債をつくらないことが大切です。仕事柄、どうしても十分な睡眠時間を確保できないという人は、睡眠の質を高めましょう。

そのためには、**睡眠環境を整えるとともに、自分なりの快眠法を見つけること**が重要です。

快眠のためのヒントについていは、この後の「慢性痛解消のための快眠術」で詳しくお伝えします。ちなみに、快眠のコツの1つは、「毎朝決まった時間に起きること」ですが、そうすることで生活のリズムが整ってきます。生活時間の規則正しい人の方が、不規則な人より、慢性痛を感じにくく、また、慢性痛に悩まされている人が、生活時間を規則正しくする（たとえば、毎朝決まった時間に起床し、決まった時間に食事をとり、決まった時間にベッドに入る）と、それだけで痛みが楽になるという研究報告があります。

〈慢性痛解消のための快眠術〉

・**寝室の環境を整える**（室温は15～25度、布団内は31～33度に保つ。交感神経を刺激しないよう、就寝前のスマホやパソコンは控え、寝るときは消灯するか、小さな明かりを残しアイマスクを利用する）

・**寝具を見直す**（年齢や性別、体格、筋肉量、日中の活動量などによって、相性のよい寝具は異なる。これを機に一度、見直しを）

・**朝は決まった時間に起床する**（夜十分に眠れていなくても、朝は決まった時間に起きて朝日をきちんと浴びること。太陽の光によって「朝起きて、夜眠る」という睡眠・覚醒《かくせい》の概日《がいじつ》リズムが整えられる）

・**夕方に適度な運動をする**（定期的に適度な運動をすることは睡眠の質向上に有効。ただし、夜遅く運動すると体温が下がらず寝つきが悪くなるので、夕方から夜7時過ぎ頃までがベストタイミング）

・眠りに入るということを「儀式化」し、睡眠に入るまでの手順を一定にして、条件反射で眠くなるようにする（たとえば、就寝2時間前に風呂に入る↓風呂から出たら歯を磨《みが》く↓就寝30分前に水を1杯飲む↓その後トイレに行く↓布団に入って本を5ページだけ読む↓耳栓・アイマスクをする↓電気を消してお休み…のように）

・寝る場所（必ずしも寝室という大きな空間でなくても、寝るところ、布団やベッドの上、という限局した場所だけでも良い）では寝ること以外のことは行わない

・寝る前に食事（あまりに空腹過ぎるのはダメだが、直前に食べると消化管が休まらない）、酒、タバコ、運動（過激な運動は交感神経を興奮させてしまう）をしない

5. スポーツではなく運動（ストレッチと筋トレ）をする

「運動をしてください」

このように指導をすると、

「ゴルフをしているから大丈夫です」「毎朝、ジョギングをしています」「趣味でフラメンコをやっています」

　このように答える人が少なくありません。これは大きな勘違いです。スポーツは運動ではありません。

　運動とは目的にあったエクササイズのことです。わかりやすくいえば、**筋肉や関節を伸《の》ばして身体を柔軟にするストレッチと、筋肉を鍛える筋トレとを併《あわ》せて行うものです。**

　いわゆるスポーツをするときは、身体を激しく動かすため、筋肉への大きな負担になります。とくに、フラメンコやフラダンスなどのダンス系は人に見せることを意識するため、無理をしやすい傾向があります。また、ゴルフやサーフィンなど左右差のでやすいものも筋肉のアンバランスを招《まね》きます。このような楽しみのためにするスポーツは、運動ではなく趣味としてとらえるべきでしょう。

　何かしらスポーツをしているのに慢性痛があるという人は、スポーツと運動とを区別して考えることが大事です。まずは足腰の筋肉をしっかりと鍛えましょう。

　ストレッチは毎日行ってください。関節の可動域が広がり筋肉がしなやかになることで、動きがスムーズになって、転倒やぎっくり腰などの予防につながります。

筋トレは毎日行う必要はありません。最近のデータでは、週2、3回の筋トレを行うことで生活習慣病による死亡率が約20％下がるそうです。また、低い強度でも回数を重ねることで効果があります。スクワットなら、腰を伸ばしきらず、手前で止めます。すると、筋肉が緊張したままになり、成長ホルモンの分泌が促進されて筋肉が鍛えられます。ちなみに、日本整形外科学会では、ロコモ予防と改善のための「ロコモーショントレーニング」として、スクワットと片脚立ちを推奨《すいしょう》しています。

こうして筋肉をしっかりと鍛えたうえで、さらにウォーキングやジョギング、水泳などの有酸素運動をすると、心肺機能が鍛えられ、バランス能力が上昇してより効果が大きいといわれます。

前述したように、趣味としてのスポーツを楽しむには、日頃から筋肉を鍛えたうえで、さらにスポーツをやる前後にストレッチを入念にするなどして、しっかりと準備をすることを忘れないでください。

また、運動にしてもスポーツにしても、適度に行うことを心がけてください。「適度」というのは、やり過ぎも、やらなさ過ぎもよくないということです。たとえば、「ときどき頑張って全力で10㎞走るけど、あとの日は何もしないでじっとしている」

このようなやり方はよくありません。**慢性痛になりやすいような基礎体力のない人の運動やスポーツは、自分の体力の7割ぐらいでできるものを選んで、定期的に行うのがよいとされます。**

慢性痛になりやすい人には、とかく、発想がゼロか100かというようなところがあります。「適度にやる」ということを覚えることも、慢性痛克服に必要な条件といえるかもしれません。

ただし、更年期以降の女性は、運動の習慣がある人もない人も、骨粗鬆症《こつそしょうしょう》の検査を受けてください。骨粗鬆症があるのに、それを治療しないで運動をすると、骨折して状態が悪化することがあります。私はそういう患者さんを何人も見てきました。

また、もし検査の結果が正常値であっても、安心はしないでください。女性はいずれ骨粗鬆症が起こるものと考えて、骨粗鬆症の専門家にかかって定期的に骨密度を測定し、必要に応じて治療を受けることをおすすめします。よく「数年前に検査を受けましたが、問題ありませんでした」という人がいますが、更年期を境に女性の身体は急変しますから、1年前のデータでも古いぐらいです。

骨粗鬆症は、老化現象ではなく、予防できる病気です。しかも、予防にかかるコストに比べて、得られる効果が非常に大きい！

しかし、残念ながら、定期的に検査を受けている人はまだまだ少数です。また、骨粗鬆症の診断基準や治療についてよくわかっていない医療者もときどき見かけます。前の方でご紹介した女性のように、明らかに治療が必要な状態にもかかわらず「問題なし」として放置されている人は少なくありません。その中には、腰痛の圧迫骨折を起こし、それが原因でひどい慢性痛に悩まされ始めたという人もいます。私はそのような患者さんに何人もお会いします。だからこそ「専門家」にかかることをおすすめするのです。

筋肉を鍛える前に、まず骨を鍛えましょう。それもまた、慢性痛を予防・改善する1つの方法でもあります。

〈ロコモーショントレーニング〉

回数などはあくまで目安です。自分の状態やその日の体調によって加減しながら、無理のない範囲で行ってください。

・片足立ち

必ずつかまるものがあるところで行ってください。

①　机の前に立ち、両手をつく

②　片方の足をゆっくりと持ち上げる

③　上げた足をゆっくりと下ろす

④　②、③を繰り返して約1分行う

⑤　反対の足で同じことを行う。左右1分ずつ1日3回ぐらいを目安に

・スクワット

安全のために椅子やソファーの前で行いましょう。

①　両足を肩幅に開き、つまさきをかかとから30度くらい外に開いて立つ

②　椅子に腰かけるように、ゆっくりとお尻をおろす。このとき、体重が足の裏の真ん中にかかるよう意識する。また、ひざは曲がっても90度を超えないように。ひざとつまさきが同じ方向を向いていて、なおかつ、ひざがつまさきより前に出ないよう注意する

③　深呼吸をするペースで5～6回繰り返す。これを1日3回ぐらい行う

6. タバコは「百害あって一利なし」

喫煙と腰痛の間には相関関係のあることがわかっています。アメリカの疫学調査によると、喫煙者には腰痛が多く、腰痛のある人には喫煙者が多いこと、そして、タバコをやめたら腰痛が改善したという報告がされています。

また、**喫煙と頭痛との因果関係もわかっています。**ニコチンの作用で脳の血管の収縮が起こり、緊張型頭痛が引き起こされるのです。

タバコには、発がん物質など有害物質が含まれており、肺がんや脳卒中、狭心症などさまざまな病気のリスクを高めます。しかも、吸っている本人だけでなく、副流煙《ふくりゅうえん》によって周りにいる家族や友人、職場の同僚など、たくさんの人にも健康被害を及ぼします。

タバコだけは、本当に「百害あって一利なし」です。

慢性痛があってもなくても、喫煙の習慣のある人は、今この瞬間から禁煙する努力をはじめてください。

7. 寝酒は睡眠の質を悪くする

昔から「お酒は百薬《ひゃくやく》の長《ちょう》」といわれます。疫学研究によっても、適量のお酒を飲むことは、心身のストレスを緩和《かんわ》してリラックスさせたり、食欲増進に効果を発揮したりするため、健康にプラスに働き、寿命の延長にもつながると認められています。

しかし、寝酒は別です。

アルコールは入眠を促進するものの、その作用は一時的です。飲酒して2時間ぐらい経過すると肝臓でアルコールの分解がはじまります。すると、アセトアルデヒドという物質が生成され、主に活動をするときに働く交感神経が優位になります。つまり、眠りが深くなっていく頃になって、脳が興奮状態になるのです。その結果、眠りが浅くなって中途覚醒したり、早く目が覚めたりしてしまいます。しかも、十分に眠れなかったために、日中にひどい眠気に襲《おそ》われたりします。つまり、寝酒は、睡眠の質を悪くして、翌日のパフォーマンス能力を下げてしまうのです。

また、アルコールは「耐性」を生じやすいため、眠るために毎晩飲んでいると、だんだん量を増やさないと眠れなくなってしまい、やがてアルコール依存症や肝臓《かんぞう》・膵臓《すいぞう》などの臓器障害を起こす危険性があります。

さらに、アルコールを摂取すると筋肉が弛緩《しかん》した状態になるので、睡眠中は舌や喉《のど》の筋肉がだらんと垂《た》れ下《さ》がって気道が狭《せば》まり、いびきや睡眠時無呼吸症候群の原因にもなります。すると、睡眠中の呼吸が不足して、ますます睡眠の質が下がってしまいます。

寝酒に頼って、睡眠の質が低下した状態が長く続いて慢性化すると、睡眠のリズムが狂うだけでなく、**わずかなことでイライラしたり、キレたり、ひどいときはうつ病に至ることもあります。**

このように、**寝酒は喫煙と同じように、「百害あって一利なし」**です。

寝酒をする人は、もともとお酒が好きな人が多く、なかなかやめられないという人も多いようです。ですから、お酒を一切飲むなとはいいません。飲み方を変えましょう。お酒はルールを守って、楽しく飲めば、ストレス解消効果やリラックス効果をもたらし、慢性痛改善にも役立つかもしれません。

〈慢性痛改善のための上手な飲酒の仕方〉

・節度ある摂取量を守る（厚生労働省による目安は「1日平均純アルコールで約20g程度」たとえば、ビール中ビン1本（500ml）、日本酒1合（180ml）、ワイン1・5杯（180ml））
・飲酒は眠る3時間前までに切り上げる
・休肝日を最低週1日はつくる

8．正しい姿勢を身につける

肩や腰など運動器の慢性痛は、悪い姿勢がきっかけになっていることも多いものです。筋肉は重力に逆らって、身体を支えています。たとえば、頸椎《けいつい》のうえには重い頭がのっています。首がどちらかに傾《かたむ》くと、首から肩の筋肉は、それを支えるために働きます。ですから、じっとデスクに向かって前かがみの姿勢をしていると、筋肉への負担は大きくなり、疲労から肩こりを招きます。

特に多くの方が行っている「スマホのながら歩き」は最悪です。スマホを見たり操作したりしながら歩くのは、危険なだけでなく、上半身を固定するためバランスが悪くなるので足腰への負担が増し、首がややうつむき加減のまま緊張を強《し》いられるので肩こり、首こり、背中のこりを起こし、動くものに対して焦点を合わせようと頑張るので眼精疲労になりやすくそこから頭痛につながります。

頭痛、肩こり、首の痛み、背中のこり、腰痛、下肢痛があるのなら、スマホのながら歩きは即止めるべきです。

いい姿勢の基本は、背骨がなるべく自然なS字カーブ（生理的湾曲《わんきょく》）を保ち、頭の重みが偏《かたよ》ったかかり方をしないようにすることです。

立っているときは、背筋を自然に伸ばしてあごを軽く引き、お腹を引っ込めて、肩の力は抜き、両肩が同じ高さになるようにします。

座っているときも、なるべく背筋を伸ばして、頸椎が前かがみにならないようにします。また、足は組まないこと。座ると無意識に足を組む人がいますが、姿勢が歪《ゆが》み、股関節や腰への負担が大きくなります。

立っているとき、座っているとき、歩いているとき、自分が今どんな姿勢をしているかを、常に意識するようにしましょう。

また、たとえ、**姿勢はよくても、じっとし過ぎているのはよくありません。**たとえば、デスクワークの場合は、１時間に１回は首や肩をぐるぐる回して動かしたり、立ち上がって背伸びをしたりして、筋肉の緊張をほぐしましょう。筋肉は、緊張と弛緩《しかん》を繰り返すことで、健康な状態を保てます。

〈姿勢をチェックしよう〉

自分の姿勢をチェックするには、スマホや携帯電話のカメラ機能を利用すると便利です。

正面から見た姿勢は鏡でも確認できますが、問題は、横からの姿勢です。猫背やそり腰など、背骨のゆがみは横から見ないとわかりません。そこで、家族や友人に頼んで、スマホや携帯電話で立ち姿を横から写してもらうのです。

前から見れば真っ直ぐに見えた姿勢も、横から見ると、ちょっと首が前に突き出ていたり、出っ尻気味になっていたりと、意外に崩《くず》れていることがよくあります。

自分では見えなくても、人にはこの姿勢がはっきりと見えています。「自分は姿勢には問題ない」と思っている人も、横向きの姿を確認してみることをおすすめします。一目瞭《いちもくりょう》然《ぜん》で、自分の原因不明の慢性痛の理由が、はっきりとわかるかもしれません。

9. 正しくきれいに歩くためにハイヒールははかない

腰痛のある人は、歩き方を見ればわかります。歩き方の悪い人は、腰椎《ようつい》に余計な負担がかかり、腰を痛めやすいのです。

ところが、最近の特に若い女性には、歩くときの姿勢が極めて悪い人が少なくありません。その大きな原因となっているのが、ハイヒールです。

ヒールの高い靴をはくと、体重がつま先側にかかって、身体が前に傾きます。それを後ろに引き戻そうとして、全身の筋肉に無理な力がかかります。しかも、高過ぎるヒールや細いヒールは、身体の重心を不安定にさせるため、バランスの悪い歩き方になりやすいのです。

ハリウッド女優のマリリン・モンローは、ハイヒールで美しくセクシーに歩く姿で有名でしたが、ああいう歩き方は、筋力が鍛えられているからこそできるのです。モンローも、しなやかな筋肉のついたとても美しい足をしていました。ピンヒールというのはそのぐらい足腰に筋力のある人でなければ、はきこなせません。いえ、健康の見地からすれば、はいてはいけないのです。無理をしてヒールをはいても、歩く姿勢が不自然では、少しもきれいには見えません。繁華街の交差点で信号待ちをしているときなどに、ハイヒールでよちよち歩いている若い女性をよく見かけますが、そのたびに、将来の慢性痛予備軍だなと考えてしまいます。

「でも、女性はおしゃれのために、どうしてもヒールをはきたいことがあるのです」

女性の患者さんには、このように反論される方も少なくありません。そういう人に対しては、

「通勤や通学など普段は歩きやすいスニーカーにして、ハイヒールはバッグの中に入れておき、アフターファイブのお出かけやデートのときだけ、はきかえるようにしてください」

このようにアドバイスをしています。

また、ハイヒールに加えて、一時期はやった厚底靴、かかとの部分のおさえがない（ミュールやサンダル型の）靴も良くありません。厚底靴の多くは重く、かつかかとが相対的に高くてバランスがとりにくいため、腰・ひざ・足首に大きな負担がかかります。かかとにおさえがない形の靴は、靴が常に脱げそうになるため歩き方が変になります（特に階段

の下りは酷《ひど》く、ほとんどの人はガニ股《また》になっています）。

本来、歩くことは心肺機能が高まるし、下肢の筋力強化にもつながります。ですが、悪い姿勢で歩いていると、腰だけでなく股関節やひざを痛めることになります。

これを機に、正しい歩き方を身につけてください。歩いているときに腰に余分な負担がかからないのが正しい歩き方です。

正しく美しく歩くには、正しい姿勢であることが不可欠です。

正しい立ち方をして、そのまま重心を前に移動させると、自然に足が一歩前に出ます。このとき、前に出した足はかかとから着地し、それと同時に、後ろの足はつま先で軽く地面を蹴《け》り返すようにして、自然に地面から離します。そして、そのまま背筋を伸ばし、ひざを伸ばして、手を自然に振りながら、リズミカルに歩き出します。

「なんだかよく分からない」

そういう人に、正しく歩くためのコツをお教えしましょう。

いつもより、半歩ぐらい歩幅を広くして歩くのです。これだけで、背筋がピンと伸びて正しい姿勢になります。

正しく美しく歩けるようになれば、全身の筋肉がバランスよく動くようになるので、腰

やひざ、股関節など運動器の慢性痛を防ぐことができます。

10．太り過ぎは慢性痛の敵　ダイエットでしなやかな身体を手に入れる

前のほうの項目で、ダイエットをして体重を落としたら長年のひざの痛みが取れたという患者さんのお話をしました。この例からもわかるように、太り過ぎは腰やひざに大きな負担をかけています。逆にいえば、太っていて慢性痛のある人は、体重を落とすだけで、慢性痛から解放される可能性が高いのです。

その人の体重の増減は、食事からとる摂取エネルギーと、運動などによって使う消費エネルギーとのバランスで決まります。摂取エネルギーが消費エネルギーより多ければ体重は増えますし、逆に、摂取エネルギーより消費エネルギーが多ければ体重は減ります。

ということは、ダイエットをして体重を減らすには、「食事からとるカロリーを減らす」または「運動をして消費するカロリーを増やす」という2つの方法があるわけです。

一般的には、そのどちらか一方ではなく、食事療法と運動療法の両方を組み合わせるのがもっとも効果的とされます。ですが、太り過ぎの人がいきなり運動をするのは危険です。

上半身を支える足腰への負担がさらに大きくなって、慢性痛を悪化させることになりかねません。とくに、中高年の女性は、若年層や男性に比べて体内の筋肉量が著《いちじる》しく低下している可能性があるので、なおさら注意が必要です。

したがって、**まずは食事療法によってある程度の体重を落とし、それから、運動を徐々にとり入れていくことをおすすめします。**

さて、体脂肪1kgは約7000kcalに相当します。つまり、体重を1kg減らすには、単純に考えて、今とっている食事から7000kcal分少なくすればいいということです。ということは、1ヶ月で1kgやせるには、7000kcalを30日で割って、1日233kcal減らせばいいわけです。ただ、筋肉の材料となるたんぱく質をしっかりととりたいので、肉や魚など主菜を減らすのは控えたいもの。233kcalというのは、だいたいお茶碗1膳分のご飯（白米150g）に相当するので、たとえば、1日にご飯を3膳食べているという人は、2膳に減らすというように、炭水化物を控えることをおすすめします。

運動は、まずはストレッチと筋トレでしっかりと筋肉をつけましょう。

ダイエットは6ヶ月間ぐらいで体重の3％を減らすのが、無理がなく、健康にも有効だとされています。6ヶ月間で3％の減量ということは、体重50kgの人なら6ヶ月で1・5

kg、毎月わずか25gずつの減量です。このペースなら、きっとそれほどつらいと感じないで、ダイエットを続けることができるでしょう。

なお、ＢＭＩ（Body Mass Index［体重（kg）÷身長の2乗（m）］で算出される肥満度指数で、18・5未満は低体重、18・5以上～25・0未満は標準、25・0以上は肥満。日本人の基準値は男性が22・0、女性が21・0）が、18以下あるいは28以上と標準値より大きく離れているという人は、医師や管理栄養士など専門家の指導を受けることをおすすめします。標準体重は健康的に暮らすために最適とされる体重と定義されており、ＢＭＩの数値が基準値より離れるほど、有病率が高くなる傾向があります。太りすぎや痩《や》せすぎは、痛みを装飾するだけでなく全身の健康を脅《おびや》かす原因になります。健康的な体重に近づける努力をしてください。

11. 心身のリラックス効果のある入浴は、最高の治療薬

入浴は慢性痛の緩和にとても有効です。身体が温まることで血液循環がよくなって筋肉の緊張がほぐれるとともに、自律神経も副交感神経が優位になって気持ちがゆったりする

という、心身両面からのリラックス効果を期待できます。

筋肉の疲労回復を助け、気持ちの緊張をほぐすには、38～40度ぐらいのぬるめのお湯にゆっくり入るのがおすすめです。好きな香りの入浴剤を入れたり、明かりを落としてキャンドルを灯《とも》したりすると、癒《いや》し効果はよりアップします。

熱いお湯につかると、交感神経が働くため、末梢《まっしょう》の血管が収縮して、かえって血行が悪くなります。また、寝る直前に入ると、中枢温が下がるのに時間がかかるため、かえって寝つきが悪くなってしまいます。

入浴のタイミングは、就寝する1時間半から2時間ぐらい前がベスト。その時間帯にぬるめの湯加減で入浴をすると、ベッドに入る頃には程よく体温が下がってくるので、心地よく眠りに入れ、質の良い睡眠をとることにもつながります。

12.「やるべきこと」と「やりたいこと」とを分けて考える

慢性痛のある人には、完璧主義者や「べき思考」の強い人が少なくないというお話をしました。

自分自身を振り返って、そういう性格だなと思う人は、「すべきこと」と「やりたいこと」を分けて考えるようにしてみてください。やり方はこうです。

何かをするときに、「これはすべきことだから」と考えてやっているのか、それとも「やりたい」と思ってやっているのか、と自問自答してみるのです。

やりたいからやっているのではなく、「やらざるをえない」とか「自分しかできない」と無意識に自分に言い聞かせてやっていないか。そう突き詰めて、自分に問いかけてみるのです。

そうすると、「嫌でもやらざるをえない」と思っていることのほとんどは、実は、やらざるをえないことではない、ということがわかります。

たとえば、食事をしたりトイレに行ったりという生理的なことは、やらないわけにはいきませんが、だからといって、決して嫌々やっているわけではありません。しかし、掃除や洗濯など、私たちが意識してする行動の多くは、好きでやっていることもありますが、嫌々やっていることもたくさんあります。

そのような、好きでやっているわけではないけれど、「やるべきこと」として自分に有無をいわさずやっていることを見直してみるのです。その中には、本当は自分でなくてもいいことや、もっともっと回数を減らしていいこともたくさんあるはずです。

そうして、「やるべきこと」を減らして、代わりに「やりたいこと」を増やしていくのです。

「でも、私がやらないと家中が汚くなってしまう」

このような反論が聞こえてきそうですが、その思い込みを変えましょう。

自分の考えや習慣を変えるのは、本当に大変で、なかなか一歩を踏み出せない人は多いものです。ですが、一度、納得をして変えはじめると、みるみる痛みがとれたりします。

これは本当です。

頑《かたく》なな心は、身体もかたくします。もっと柔軟な心でものごとを考えるようにしてみてください。心が柔らかくなれば、身体もふんわりと柔らかくなりますよ。

13. 夢や目標を持ちましょう

つらい痛みを抱えている人には、「痛みのためにあきらめていることがたくさんある」という人も少なくありません。ですが、それらは本当に痛みがあったらできないことでしょうか。

繰り返しますが、急性痛なら炎症や痛みが治まるまで安静にすることが必要ですが、慢性痛の場合はそうではありません。むしろ、じっとしているほうが、痛みを悪化させます。じっとしていても痛いのなら、動いて痛くても同じことです。

ならば、多少、痛くても動いてやりたいことをやったほうが、よほど楽しくて幸せです。それに、**楽しいことをしているときは、痛みは和《やわ》らぎます。**さらに、達成感を感じると慢性痛を感じにくくなるということも、臨床研究によってわかっています。

この先も、痛みにうつうつしながら、ずっと生きていくのか。それとも、やりたいことをやって、楽しく生きていくのか。その差はあまりにも大きいと思いませんか。

今までは痛みがつら過ぎて、やりたいことなど考えたことがなかったという人は、これを機に、ぜひ自分の人生を見つめ直してみてください。そして、夢や目標を見つけましょう。**生きがいがあれば、多少の痛みなど乗り越えられます。いくつになっても夢や希望を持って生きている人は、輝いています。**その輝くパワーが、痛みを克服するエネルギーとなります。

14. 手足を使って行う趣味を持つ

これはよく知られていることですが、スキップをしたり明るい歌を口ずさんだりしながら、悲しくて泣くことはできません。人は、身体が弾《はず》むように動いているときに、心がふさいだり悲しくなったりはしないのです。

前の項目でもいいましたが、**心の表現より身体の表現のほうが強いため、身体を動かせば、心はそれについていきます。**したがって、痛くてつらいようなときも、**何か身体を使って楽しいことをすれば、痛みやつらさを感じなくてすむようになります。**

たとえば、絵を描いたり、楽器を演奏したり、お花を活《い》けたりと、いわゆる趣味のようなことでいいのです。自分が楽しいと思うことを、毎日やってください。ただし、音楽鑑賞や映画鑑賞のようにじっとしているものより、**自分の手や足を動かして行うもののほうが有効です。**同じ座って行うものでも、たとえば、書道や茶道などのように能動的に行うものであることが絶対条件です。また、ダンスやスポーツでもいいのですが、この場合は、身体をしっかりと鍛えてからやるようにしてください。

楽しいことに集中して取り組んでいる間は、多かれ少なかれ、脳の意識を痛みから引き剝《は》がすことができます。

もし、あなたが「これといった趣味がない」というのなら、これを機に、何か興味を持てそうなことを探してみてください。たとえば、地域でやっているお料理教室や陶芸教室に通ってみるのも1つの方法です。「そんなの興味ない」と頭から否定してかかる人がいますが、それはとてももったいないことです。何事も経験です。実際にやってみると意外におもしろくて、ハマってしまうかもしれません。

「案外、楽しいかもしれない」

そういう前向きな明るい発想を持って、なんでも好奇心を持ってやってみる。そういう人は、たとえ慢性的な痛みを抱えていたとしても、人生を楽しんでいるものです。

いい趣味は、人生のいいスパイスにもなります。

さあ、あなたも楽しい趣味を見つけて、痛みのない新たな人生をスタートさせてください。

STEP8

自分でできる痛みの手当

トリガーポイントを自分で見つけてほぐす

慢性痛のほとんどは、筋肉の中にできたトリガーポイントが引き起こす強い痛みやこりが原因です。つまり、**5大慢性痛といわれる頭痛・肩こり・腰痛・ひざ痛・下肢痛は、たいてい筋肉痛だということです。**そして、どの部位も、どの筋肉のどのあたりにトリガーポイントができて、どこに痛みを起こさせるかということもだいたいわかっています。

身体の深部の筋肉にできたトリガーポイントは、専門家でないと見つけられませんが、**身体の浅いところにある表層筋にできたトリガーポイントなら、自分でも見つけることができます。**

たとえば、肩こりや腰痛に悩まされている人は誰しも、こって痛む部分を自分で探《さぐ》りながら「ここ」というところを、もんだり押したりした経験があると思います。無意識のうちにトリガーポイントを見つけているのです。

本書では、そのように自分で見つけてほぐすことのできるトリガーポイントを選んでご紹介します。

トリガーポイントを見つけるコツは、押す場所を少しずつずらしながら、一番強く痛むところを探っていくことです。うまくトリガーポイントにヒットすると、そこから離れた場所にも同じような痛みを生じます。そこをグリグリもんだり、押したりしていると、少しずつトリガーポイントをほぐすことができます。

あまりぎゅうぎゅう押すと、かえって、筋肉の炎症を引き起こすことがあるので、「イタキモチいい」というぐらいの強さで、1ヶ所につき20秒ぐらいを目安に、丁寧に押したり、もんだりしてマッサージをしてください。

背中や腰、お尻など、自分の手でうまくほぐせないところは、テニスやラクロスのボールなどを利用すると効果的です。広範囲をほぐせて、指や腕も疲れないので、おすすめです。なお、ボールによるトリガーポイントのマッサージ効果は、ボールのかたさではなく、大きさに比例します。たとえば、足ツボのマッサージにゴルフボールを利用する人もいますが、トリガーポイントに関しては、テニスやラクロスのボールのほうが効果があります。

5大慢性痛（頭痛、肩こり、腰痛、下肢痛、ひざ痛）をもたらす代表的な筋肉の中でも身体の表面に近い表層筋にできたトリガーポイントを次ページよりご紹介します。

頭痛、肩こりを起こす
トリガーポイントの発生部位・胸側

胸鎖乳突筋《きょうさにゅうとつきん》

頭痛

胸鎖乳突筋は、後頭部などにも放散痛を起こすことが知られ、多くの頭痛の原因となっている。胸鎖乳突筋の近くには頸動脈が通っているため、頸動脈に血栓がある場合には、刺激を与えることで脳にまで血栓を飛ばす危険性があるので、トリガーポイントほぐしは印のある部分のみにする。

小胸筋《しょうきょうきん》

肩こり

主に肩甲骨《けんこうこつ》を動かす筋肉で、上げた腕を下げる時にも働くため、小胸筋にトリガーポイントができると、肩こりだけでなく腕や手にも痛みやしびれが生じる。

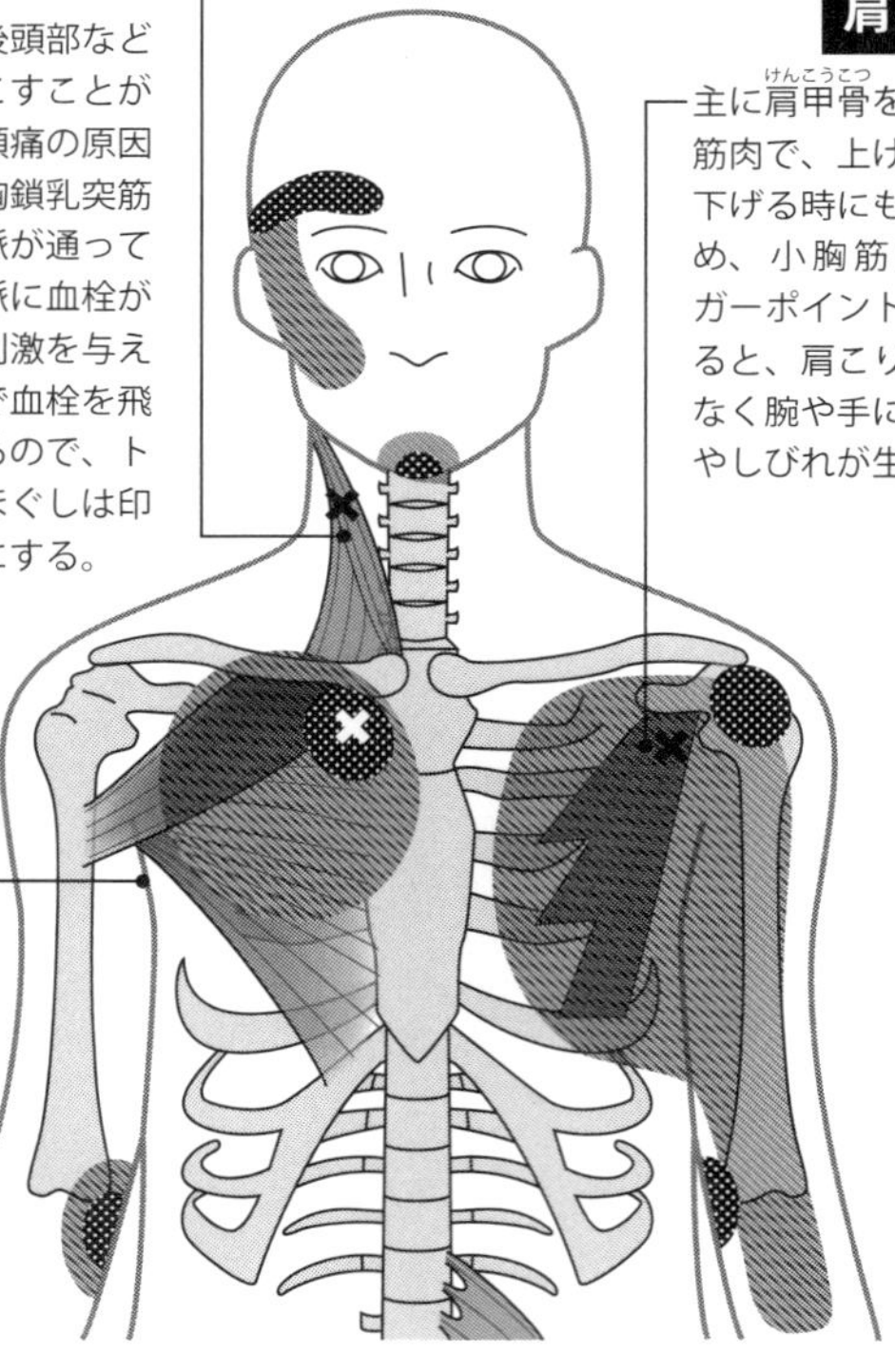

大胸筋《だいきょうきん》

肩こり

腕相撲をするように腕を掌方向に回したり、腕を曲げたりする働きのほかに、呼気を助ける働きもあるため、ここにできたトリガーポイントをほぐすことで、喘息をしずめる効果もある。

✖ ※ トリガーポイント
強い痛みやしびれが表れやすい部位
放散痛（離れた部位に起こる痛み）が現れやすい部位

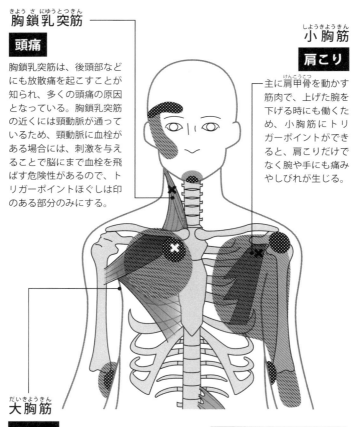

頭痛、肩こりを起こす
トリガーポイントの発生部位・背中側

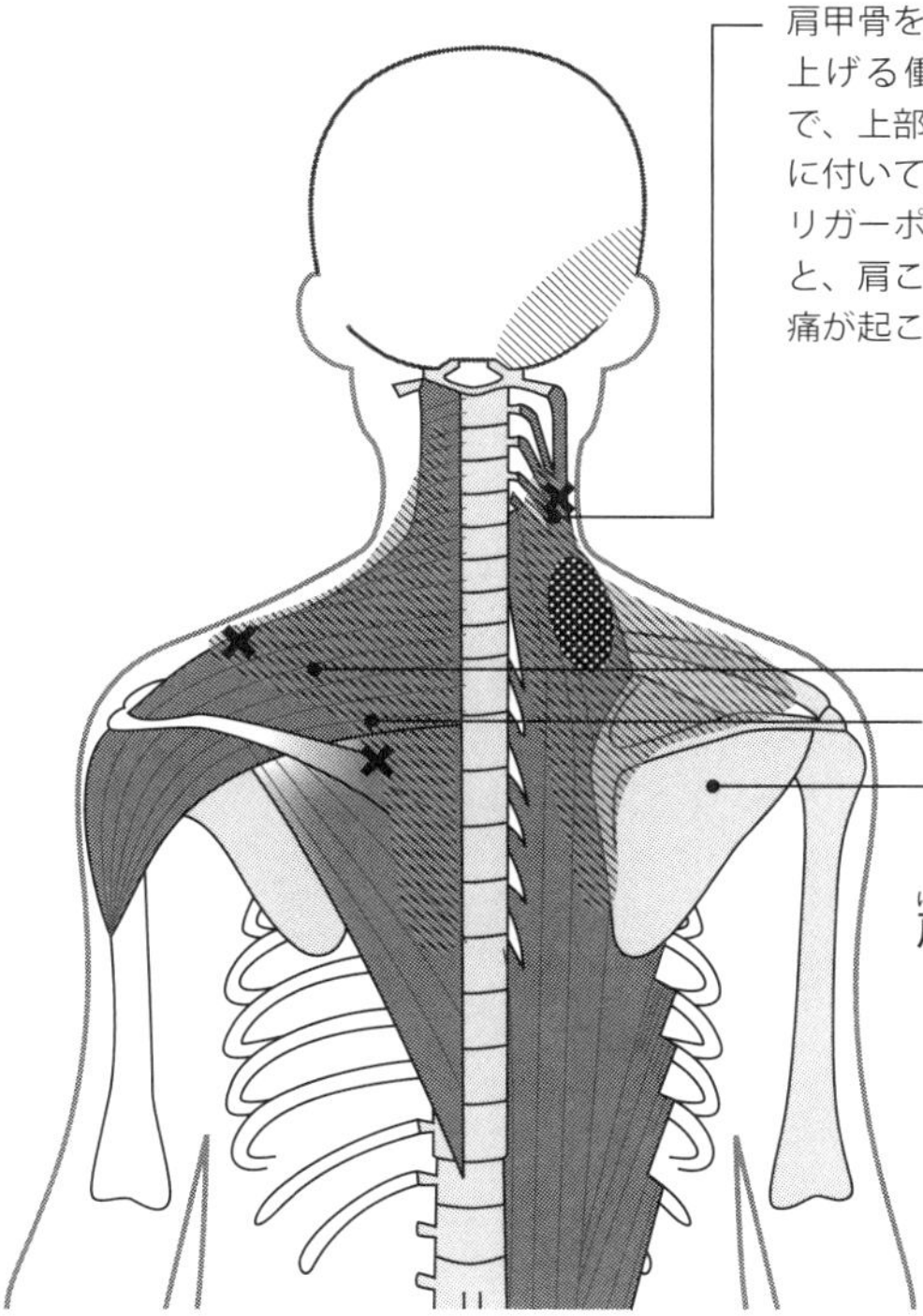

肩甲挙筋《けんこうきょきん》
頭痛
肩こり
肩甲骨を上方に引っぱり上げる働きをする筋肉で、上部は頸椎の横突起に付いている。ここにトリガーポイントができると、肩こりだけでなく頭痛が起こることもある。
肺兪《はいゆ》
肩甲骨《けんこうこつ》
僧帽筋《そうぼうきん》
頭痛
肩こり

僧帽筋は、肩こりを起こす原因筋としてよく知られている。肩甲骨を覆うような大きな三角形の筋肉だが、上部は鎖骨の外側に付いているため、頭痛の原因になることもある。また、僧帽筋や肩甲挙筋の交点にある肺兪の位置のトリガーポイントは、喘息や咳をしずめる。

腰痛、下肢痛を起こす
トリガーポイントの発生部位・背中側①

腸肋筋《ちょうろくきん》

腰痛　**頭痛**　**下肢痛**　**肩こり**

背骨の両脇にある脊柱起立筋のうち、もっとも外側に位置する筋肉。背骨を動かす役目をする長い筋肉で、上部は肋骨に、下部は腸骨に付いている。肋骨に近い場所にトリガーポイントができれば肋骨が引っ張られて肩こりが起こり、腸骨に近い場所にできると、腰痛や下肢痛の原因になる。

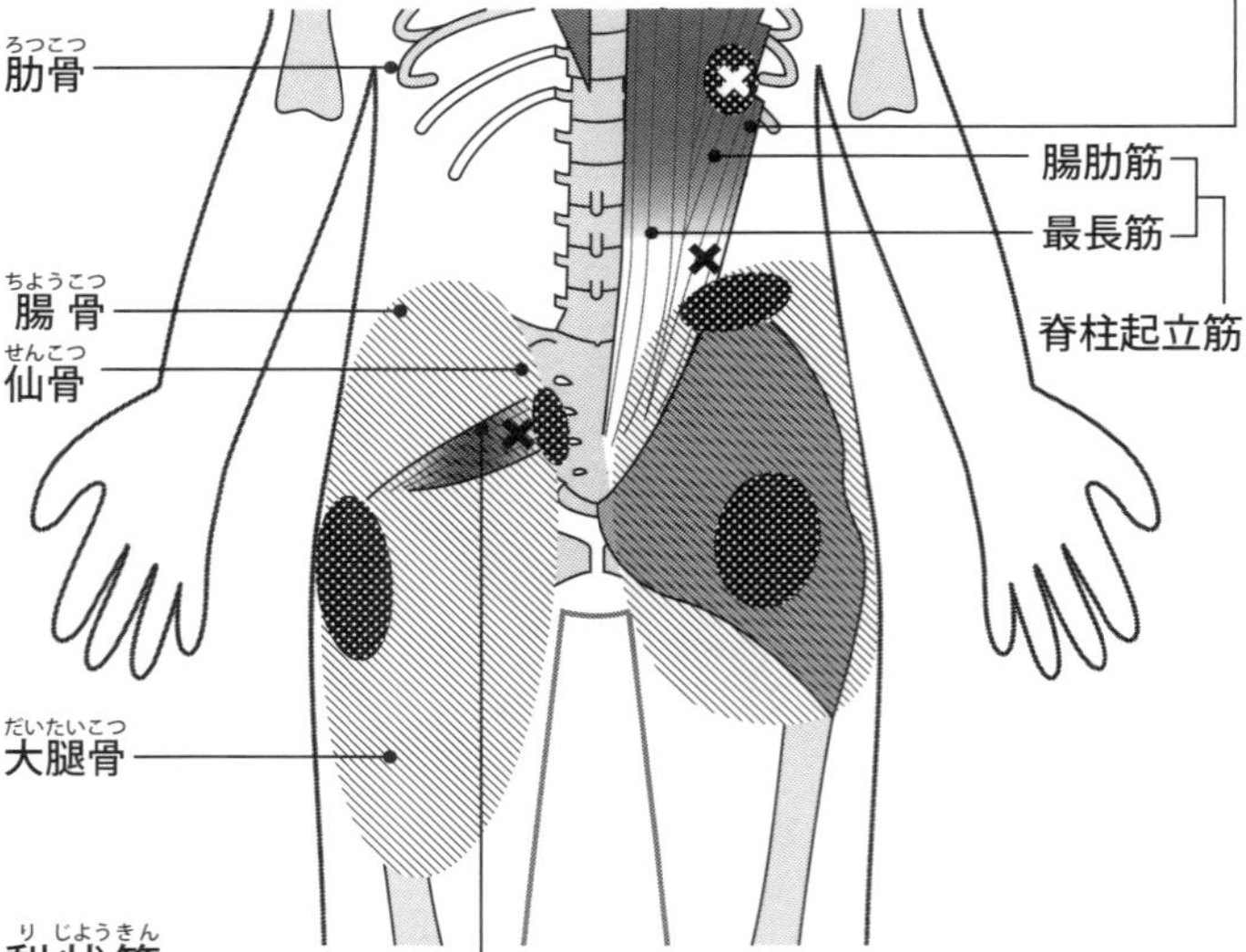

梨《り》状筋《じょうきん》

頭痛　**下肢痛**　**臀部痛**

股関節の中で、大腿骨を外側に向ける働きをする筋肉の1つ。梨状筋にできたトリガーポイントは、骨盤の中心にある仙骨、臀部、下肢へと放散する痛みを引き起こす。比較的深い位置にあるので、手指よりテニスボールなどを使うのが有効である。

腰痛、下肢痛を起こす
トリガーポイントの発生部位・背中側②

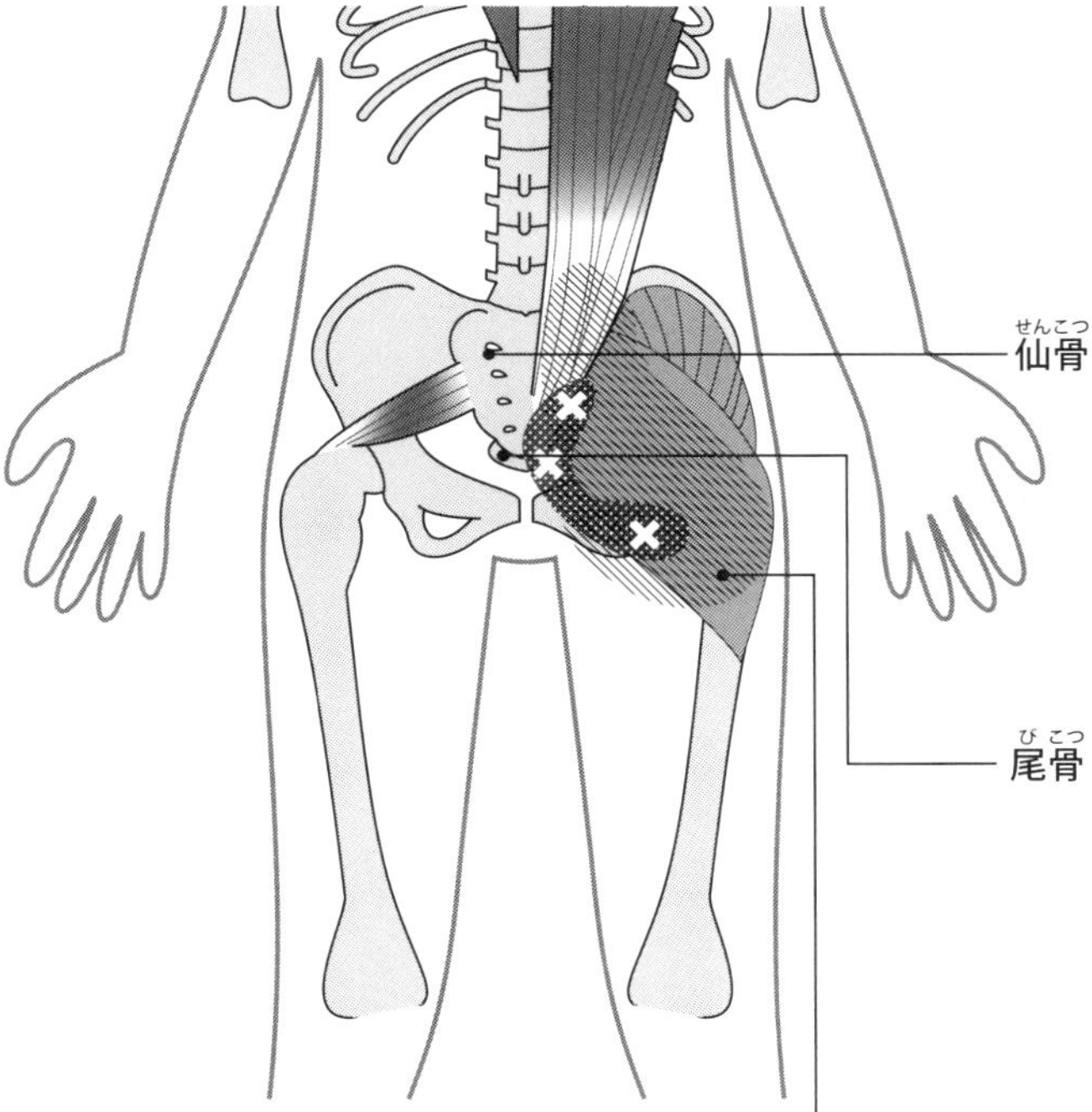

下肢痛 **臀部痛**

臀部の筋肉の中でもっとも大きくて表層にある大臀筋は、骨盤の中にある仙骨・尾骨の外側に付いて股関節を伸ばし広げる役目をする。大臀筋のトリガーポイントはあまり遠くまで放散することはない。

腰痛、下肢痛を起こす
トリガーポイントの発生部位・背中側③

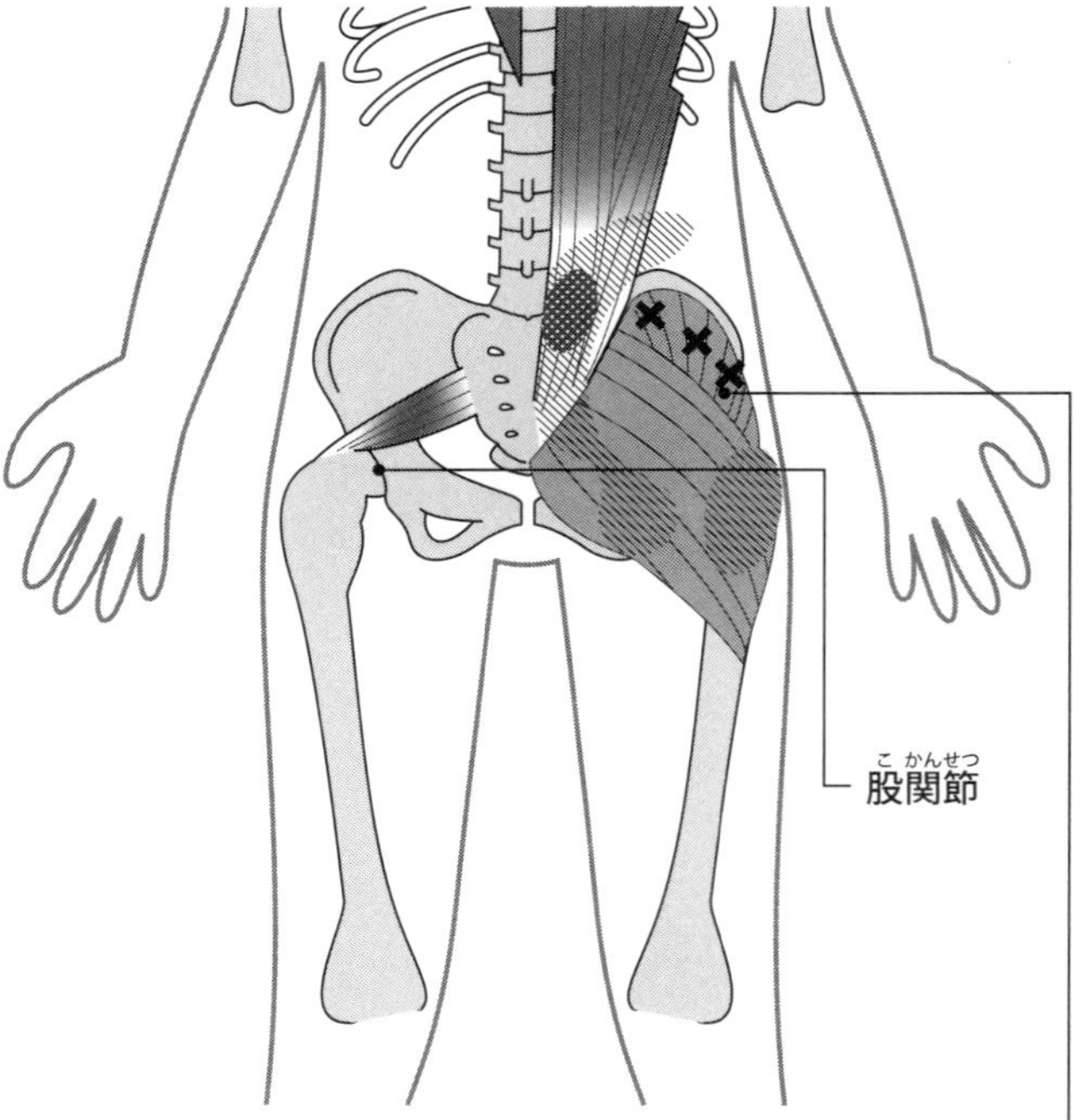

腰痛 **下肢痛**

中臀筋は、股関節を外側に向ける外転筋で、大臀筋の内側にある。中臀筋にトリガーポイントができると、腰から下肢へと帯状に放散痛が起きることもある。

下肢痛、ひざ痛を起こす
トリガーポイントの発生部位・前側

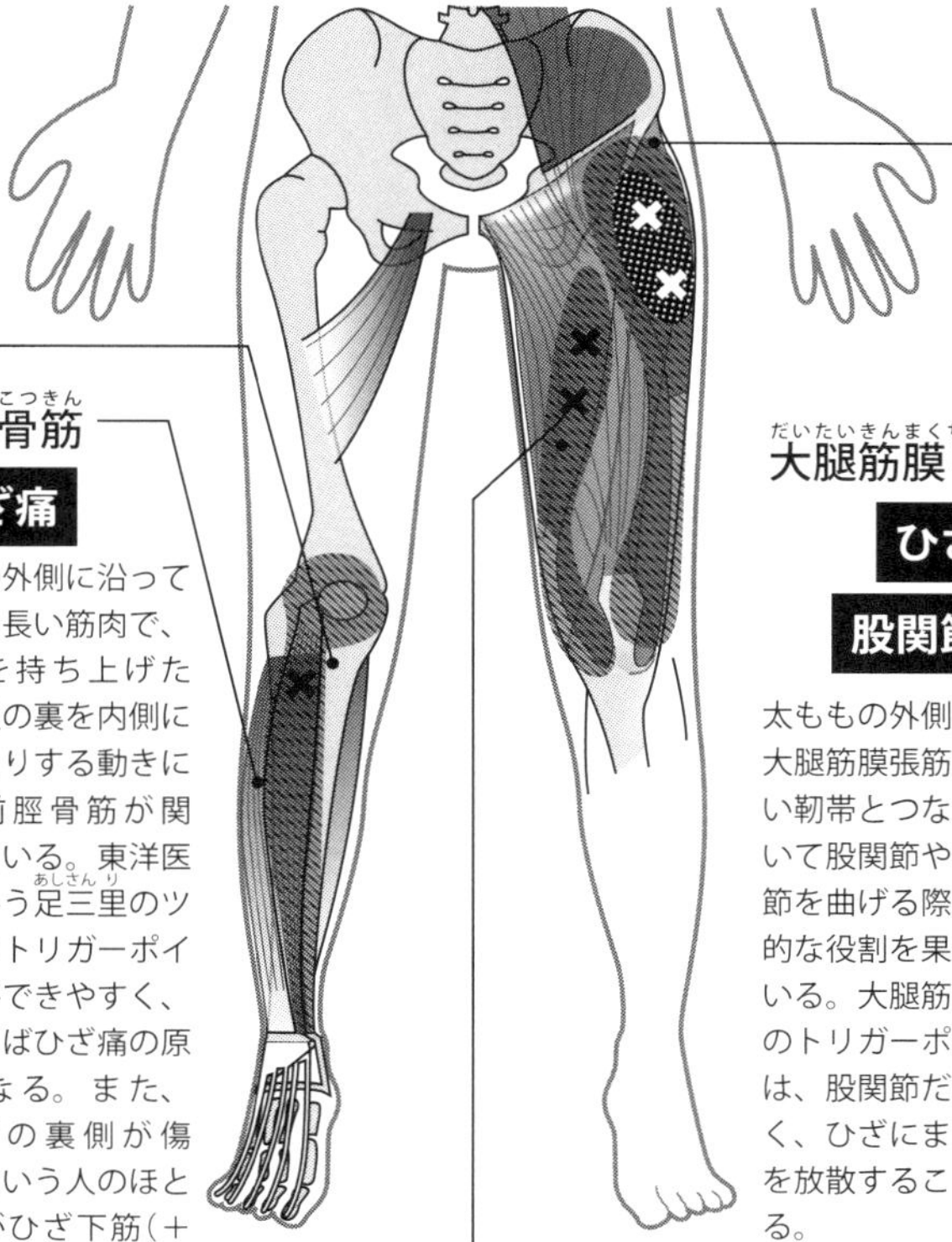

頸骨《けいこつ》

前脛骨筋《ぜんけいこつきん》

ひざ痛

脛骨の外側に沿って延びる長い筋肉で、足先を持ち上げたり、足の裏を内側に向けたりする動きには、前脛骨筋が関わっている。東洋医学でいう足《あし》三《さん》里《り》のツボにはトリガーポイントができやすく、しばしばひざ痛の原因となる。また、「ひざの裏側が傷む」という人のほとんどがひざ下筋（＋腓腹筋上部）の筋性痛である。

大腿筋膜張筋《だいたいきんまくちょうきん》

ひざ痛

股関節痛

太ももの外側にある大腿筋膜張筋は、太い靭帯とつながっていて股関節やひざ関節を曲げる際に補助的な役割を果たしている。大腿筋膜張筋のトリガーポイントは、股関節だけでなく、ひざにまで痛みを放散することがある。

縫工筋《ほうこうきん》

下肢痛　**ひざ痛**

太もも前部にある細長い筋肉で、骨盤の上部から、斜めに内側へと下り、脛骨につながっている。仕立て屋が足を組んで仕事をしていたことに由来し、足を組む時に強い作用をする筋肉。縫工筋のトリガーポイントは、筋肉に沿って痛みを生じさせる。

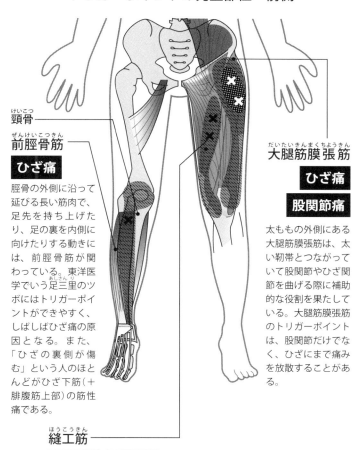

慢性痛のトリガーポイントは、何年もかけてできあがったものです。ですから、ちょっとほぐしたからといって、そう簡単に消えるものではありません。また、トリガーポイントをいくらほぐしても、姿勢や生活習慣が悪ければ、あっという間に元《もと》の木阿弥《もくあみ》です。毎日、根気よくトリガーポイントのケアをしながら、姿勢や生活の改善をすることも忘れないでください。

トリガーポイントのできやすい筋肉をほぐす

とくにトリガーポイントのできやすい筋肉というのがあります。そこをほぐすことで、トリガーポイントを見つけたり、あらたなトリガーポイントができるのを防ぐことができます。

次ページより、トリガーポイントのできやすい筋肉のほぐし方を紹介します。ただし、自分の手を使ってマッサージをする際には、筋肉の繊維方向に垂直にマッサージしないと、あまり有効ではありません。

筋肉のほぐし方

❶前腕の筋肉をほぐす

他の部位に比べここは脂肪や筋肉があまりつかないので、トリガーポイントを見つけやすいところです。とくに、前腕の外側の筋肉を押しながら探っていくと、指先までビリッと放散痛を引き起こすトリガーポイントが見つかることがあります。

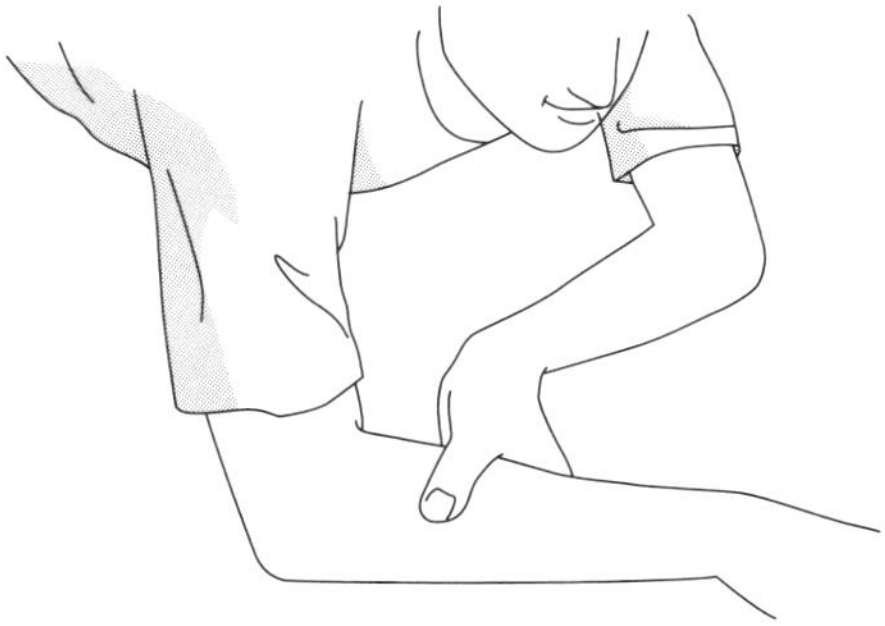

❷大胸筋・小胸筋をほぐす

胸を覆《おお》うように広がる大胸筋と、その奥にある小胸筋にできるトリガーポイントは、肩こりの原因になります。デスクワーカーなど肩のこりやすい環境にいる人は、毎日ここを丁寧にほぐしておくと、肩こりの改善や予防になります。

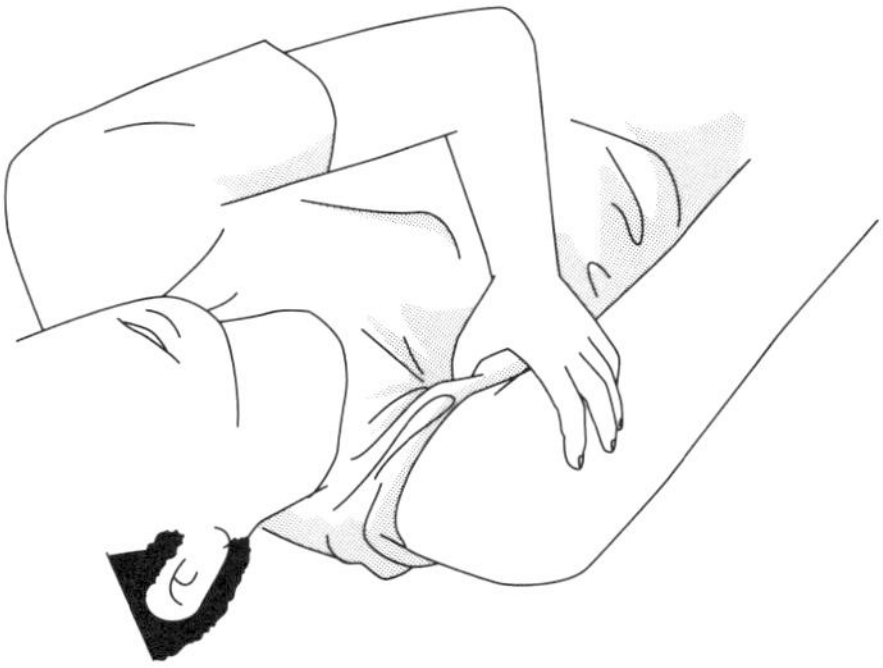

❸縫工筋（イラスト上）と前脛骨筋（下）をほぐす

骨盤の外側から太もも前部を斜めに通って脛骨につながる縫工筋と、脛骨の外側を走る前脛骨筋は、ひざの関節をサポートする役割を担っています。ひざに痛みがあって、この筋肉をほぐして痛む場合は、関節症ではなくトリガーポイントが原因の可能性が高いといえます。一番痛むところを探して、よくほぐしましょう。

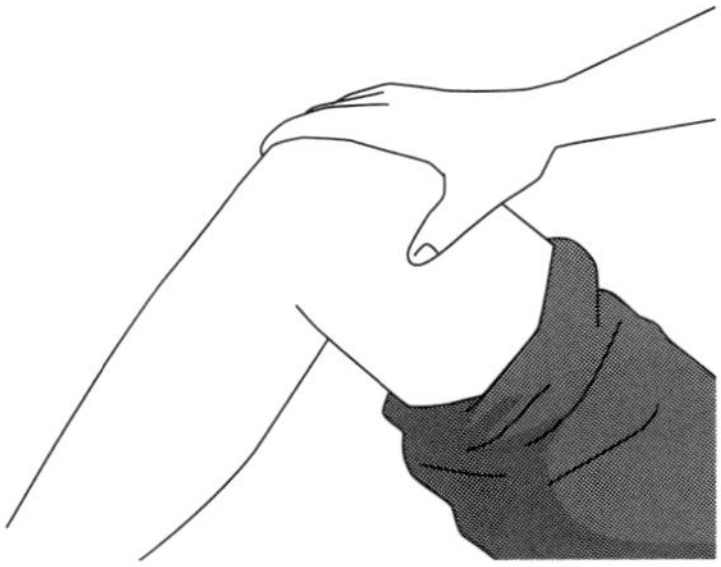

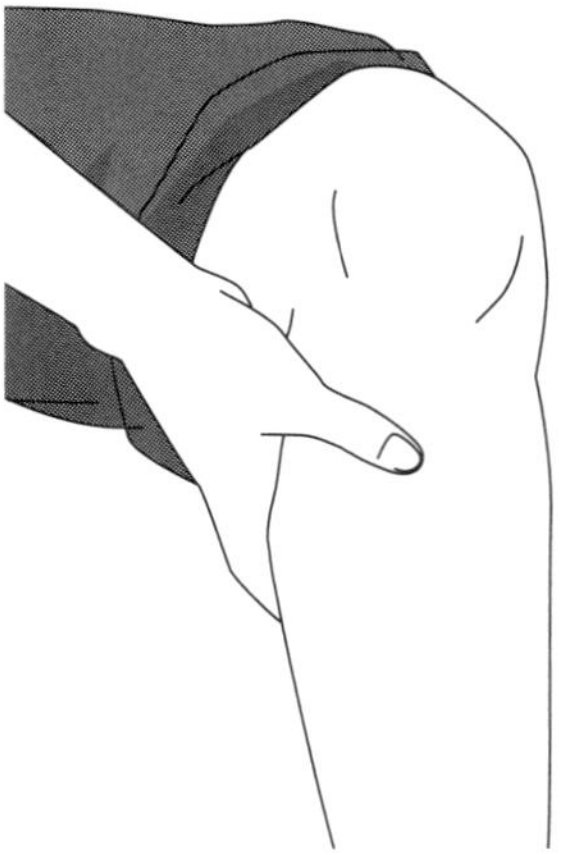

❹脊柱起立筋をテニスボールでほぐす

背骨の両側に長く伸びる筋肉です。上部にできるトリガーポイントは肩こりの、下のほうは腰痛や下肢痛の原因になります。自分の手ではなかなかほぐせないので、テニスやラクロスのボールなどを利用します。あおむけに寝て、背中の下にボールを入れ、手でボールを少しずつ動かしながら、痛みの強い部分を探します。トリガーポイントが見つかったら、体重をじわっとかけていきます。そのまま身体を上下左右に少し揺らすようにすると、マッサージ効果を得られます。

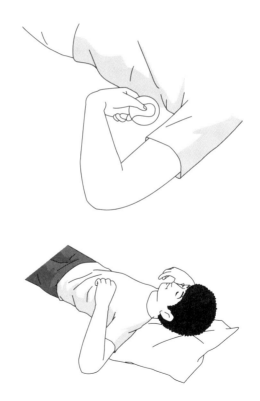

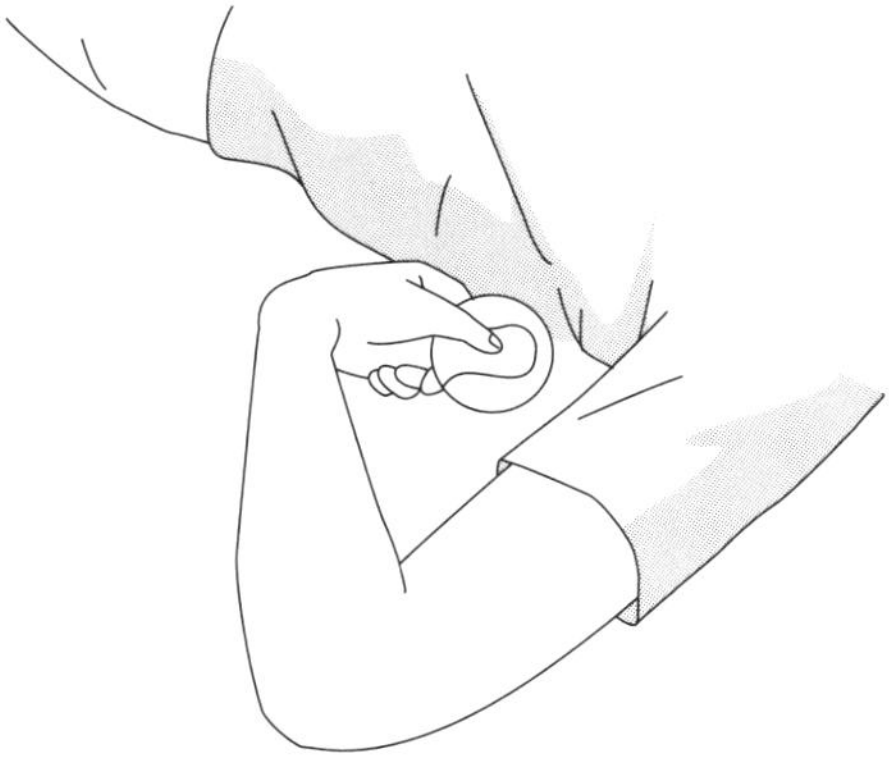

❺臀部筋をテニスボールでほぐす

お尻のもっとも表層にある大臀筋、その下の中臀筋、さらにその奥の梨状筋は、いずれもトリガーポイントができると、腰痛や下肢痛を引き起こします。お尻も自分の手ではほぐしにくいので、テニスやラクロスのボールを利用するといいでしょう。

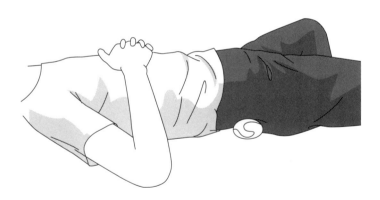

肩やひざの痛みには、飲み薬よりシップが有効

慢性痛を和《やわ》らげるのに、シップ薬を使っている人も多いと思います。

シップ薬は部位によっては、とても有効です。しかも、経皮《けいひ》吸収されるため、飲み薬に比べると臓器に対するダメージが圧倒的に少ないというのも大きなメリットです。

手足などの運動器の場合、痛みを起こしているのは、たいてい筋肉か関節です。そのうち、体表面に貼《は》って使うシップ薬がもっとも効果を発揮するのは、ひざや足首など皮膚からの距離が近い関節です。また、抗炎症の作用は限定的になりますが、首、肩、腕など表層筋にトリガーポイントができる部位にもある程度の効果は期待できます。このように、浅いところに痛みがある部位なら、シップ薬を試してみる価値はあると思います。

ということは、逆に、身体の深いところにある腰の関節や臀部《でんぶ》筋にはほとんど効きません。腰にシップを貼って「たいして効かない」とボヤいている人がいますが、無理もありません。

一方、ひざの関節には劇的に効くことがあります。私のクリニックに通っている患者さ

んで、変形性膝関節症で手術をするほどではないけれど、「夜もひざが痛くて眠れないから、昼間だるくて、首や肩まで痛くなった」という人に、ロコアテープという消炎鎮痛効果の強いシップを処方したところ、「すごくよく効いて、熟睡できるようになりました」といって喜んでいました。

ロコアテープは医師の処方が必要ですが、市販のシップ薬にも効果の高いものが増えているようです。

シップ薬は、冷感タイプと温感タイプに大きく分けられます。冷感タイプは一般に消炎鎮痛薬が、温感タイプは血行を促進する成分がそれぞれ主になります。温感タイプによく用いられるトウガラシエキスはかぶれやすく、皮膚の弱い人は注意が必要です。

一方、冷感タイプには、L－メントールの入っているものがありますが、あまりおすすめできません。スッとして気持ちがいいので効いている気がしますが、L－メントールには痛みに対する効果はありませんし、刺激が強く皮膚がかぶれることがあります。また、はがれにくくするために粘着性を高めているものも、それだけ、かぶれやすくなります。なるべくそういう余計な成分の入っていないものを選ぶことをおすすめします。

処方薬ですがセルタッチは、そうした刺激物を極力抑《おさ》えてつくられています。皮膚のかぶれやすい人など試してみたいという人は、かかりつけ医に処方してもらってください。

急な痛みで我慢できないようなときには、鎮痛薬を内服する方法を選択することもあります。ですが、これは一時的に痛みを抑えるためのもので、長く続けてはいけません。治療にある程度の時間がかかる慢性痛には、飲み薬より、シップ薬のほうが安心です。

とはいえ、シップ薬で慢性痛を治せるわけではありません。ストレッチや運動、マッサージなど筋肉の緊張をほぐす工夫や、姿勢や生活の見直しも忘れないでください。

慢性痛に効果絶大のストレッチ

縮《ちぢ》んでこり固まった筋肉を伸ばしてほぐすには、ストレッチが非常に有効です。いずれも簡単にできるので、こって痛むところを中心に、毎日行うようにしてください。

また、痛みが改善しても、できるだけそのまま続けましょう。ストレッチをするだけで血行がよくなり、刺激を受けて筋肉が鍛《きた》えられますし、関節の可動域も広がるので、骨折や捻挫《ねんざ》の予防にもなります。

〈ストレッチの前に〉

・決して無理はせず、痛みのない範囲で行ってください。

・呼吸を止めたり、反動をつけたりせず、ゆっくりとリラックスして行ってください。

・全部のストレッチを行う必要はありませんが、気に入ったものを毎日続けると効果的です。

・ストレッチは基本的に1回につき10秒、2〜3回を1セットとして行います。たとえば、朝晩2セットずつでもいいですし、お風呂の後に3セット行うのでもかまいません。回数は目安なので、自分の体調に合わせて増減してください。

首と肩のストレッチ

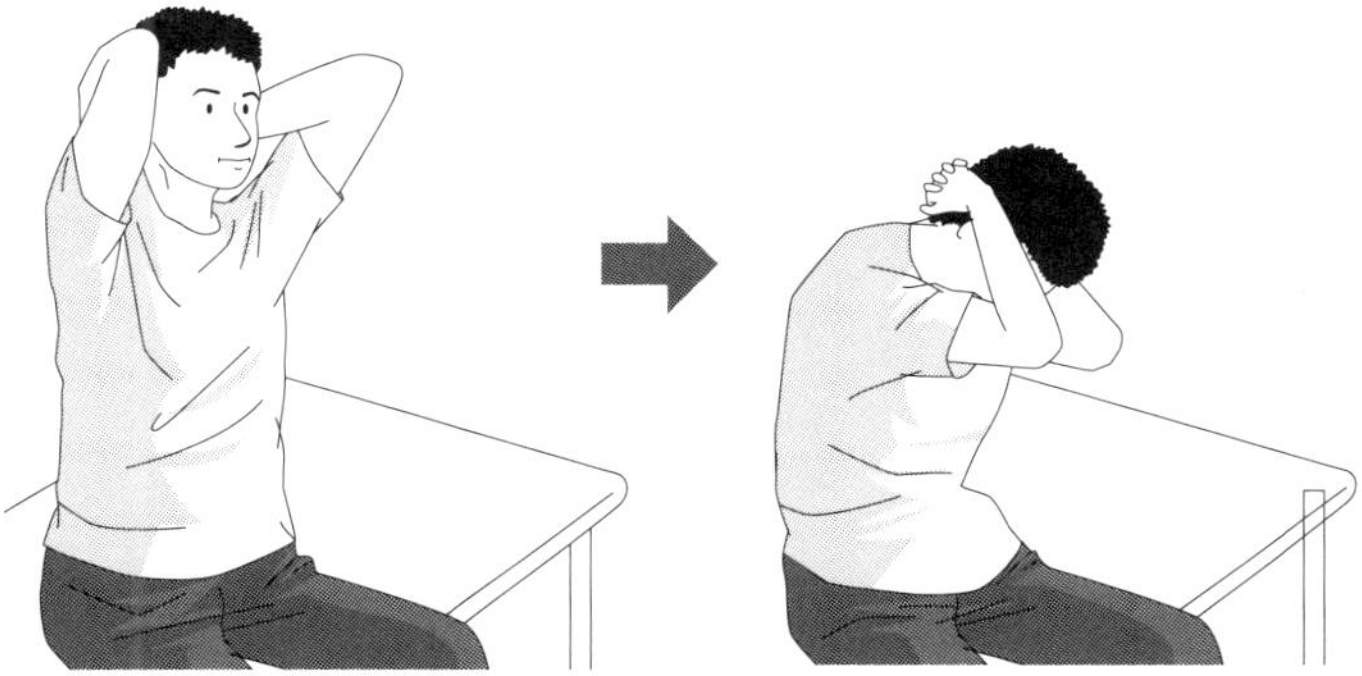

①首の後ろのストレッチ（頸部前屈）

「肩甲挙筋」「僧帽筋」「棘上筋」など首の後ろから肩の筋肉までを伸ばしながら、同時に鍛えることができます。

1　椅子に座り、組んだ両手を頭の後ろにつける。

2　背筋を伸ばしながら、両脇を軽くしめ、手の重みで頭を前にゆっくりと傾ける。
このとき、頭はまっすぐ上に、手は前へと力を入れ、抵抗し合うようにするとストレッチ効果がアップ。このとき肩は上がらないように注意。

3　10秒間ストレッチしたら、力を抜いてリラックス。一連の動きを3回繰り返す。

「胸鎖乳突筋」「僧帽筋」「三角筋」など首筋から肩の筋肉まで伸ばしてほぐすことができます。頸椎に負担がかからないよう、鏡の前で顔が正面を向いていることと、両肩が水平になっていることを確認しながら行いましょう。

立っても座ってもできます。

1　背筋を伸ばして肩の力を抜き、まっすぐ鏡を見る。
2　ゆっくりと首を右へ倒していき、左側の首の筋肉が伸びるのを感じながら、10秒数える。
3　１の状態に戻し、今度は左にゆっくりと倒し10秒数える。一連の動きを左右交互に３セット繰り返す。
4　次に、右の手のひらを左の側頭部にあて、頭をゆっくりと右に倒していく。このとき、肩が上がったり、顔が横にズレたりしないよう、鏡で確認しながらゆっくり行うこと。
5　左の首筋がよく伸びるのを感じながら10秒数えたら、一度、力を抜き１の状態に戻ってリラックスする。
6　逆側も同様に行い、左右交互に３セット繰り返す。

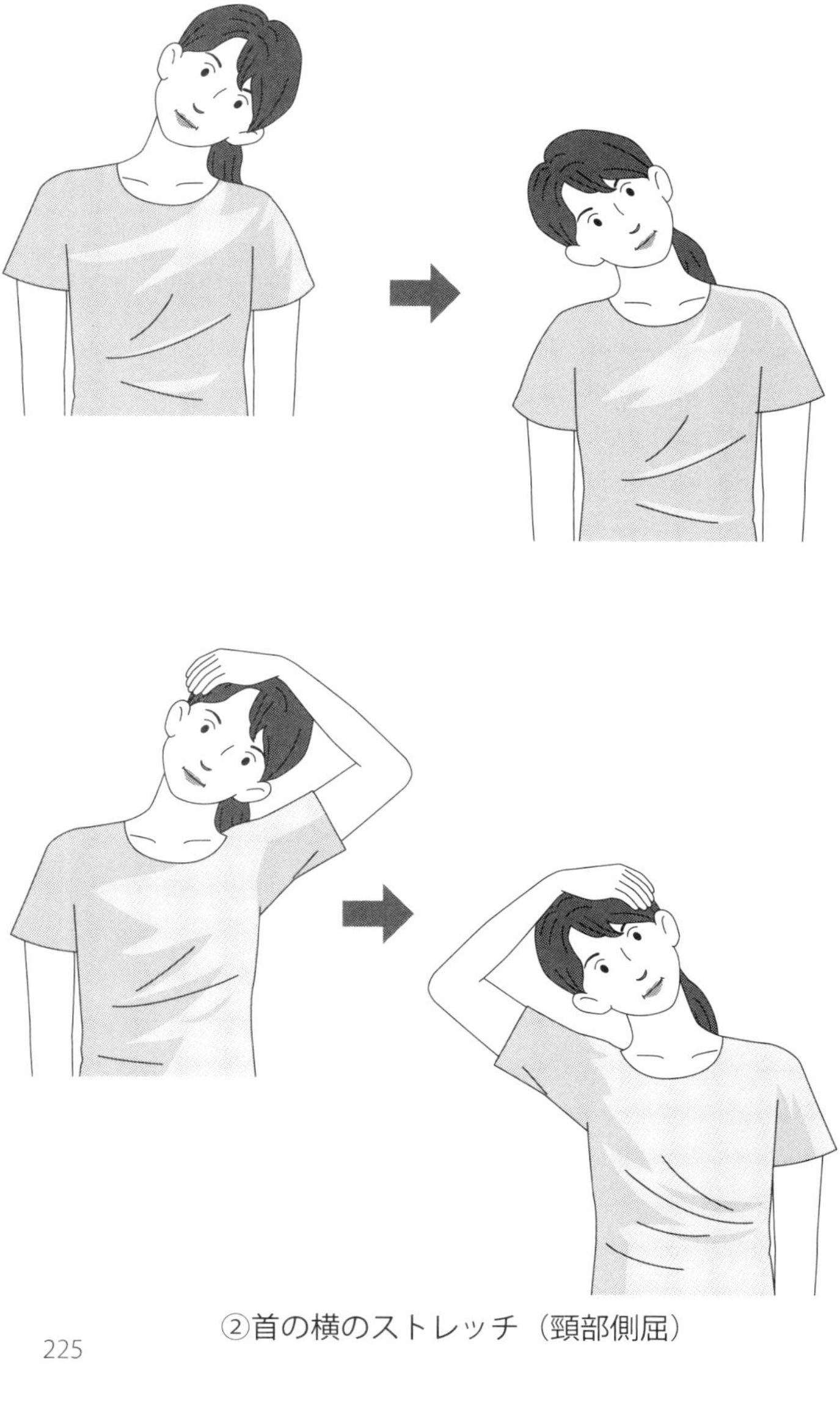

②首の横のストレッチ（頸部側屈）

肩こりをこじらせないためには、日頃から疲れをためないことが大切です。デスクワークの合間などに肩をグルっとまわすだけでも、腕や肩の筋肉疲労を予防・改善することができます。

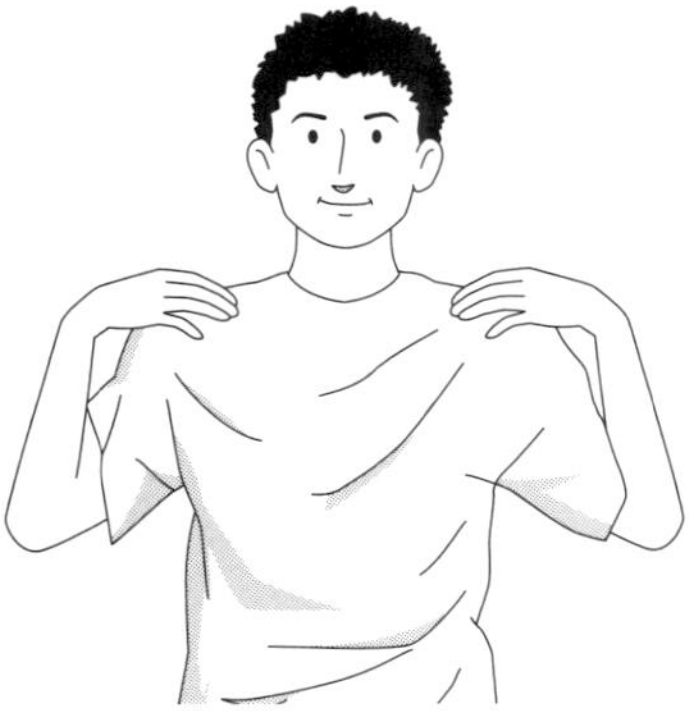

ここでご紹介する「肩まわし運動」は、立っても座っても、歩きながらでもできるので、通勤途中や信号待ちをしているときなど、隙間時間にグルンと肩をひとまわしして、スッキリさせましょう。

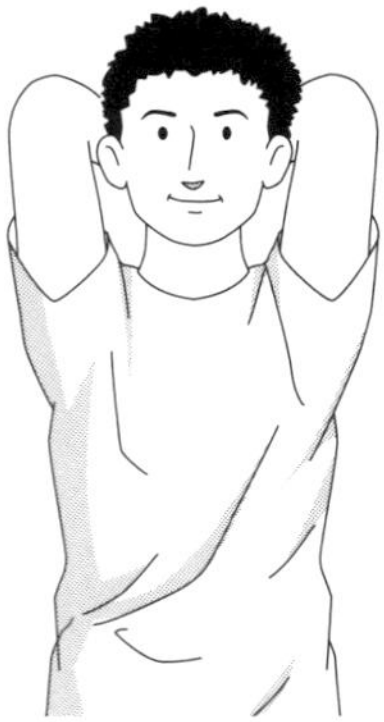

1　両手の指先をそれぞれの肩にあてる。
2　両肘を前方からなるべく高く上げ、外側に円を描くようにしながら後方へ大きくまわす。

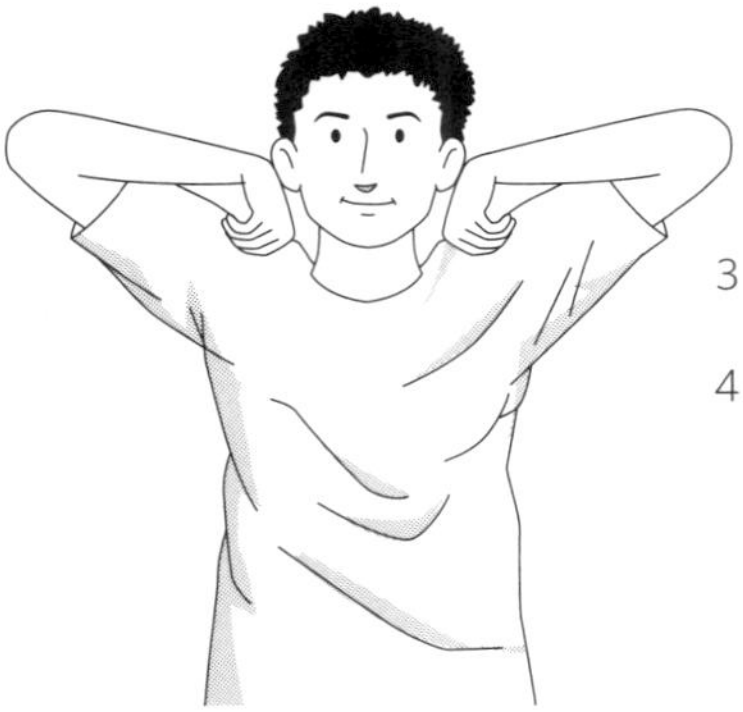

3　同様にして後ろから前へもまわす。
4　前まわし、後ろまわしをゆっくりと数回繰り返す。

③肩まわし運動

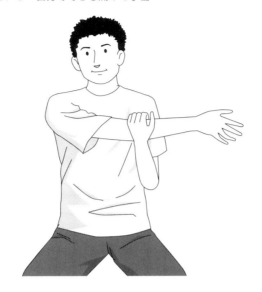

④肩のストレッチⅠ（三角筋・僧帽筋のストレッチ）

首の後ろのうなじから左右の肩甲骨にかけて覆う「僧帽筋」や、肩関節を包む「三角筋」を中心に、首や肩のさまざまな筋肉をほぐすことができます。

1　どちらか一方の腕を肩の高さで、前にまっすぐ伸ばす。
2　伸ばした腕の肘のあたりに、もう片方の腕を下からかけ、胸のほうに引き寄せる。
3　腕を引き寄せながら、10秒数える。
4　逆側も同様に行い、左右交互に３回ずつ繰り返す。
5　10秒間ストレッチしたら、力を抜いてリラックス。一連の動きを３回繰り返す。

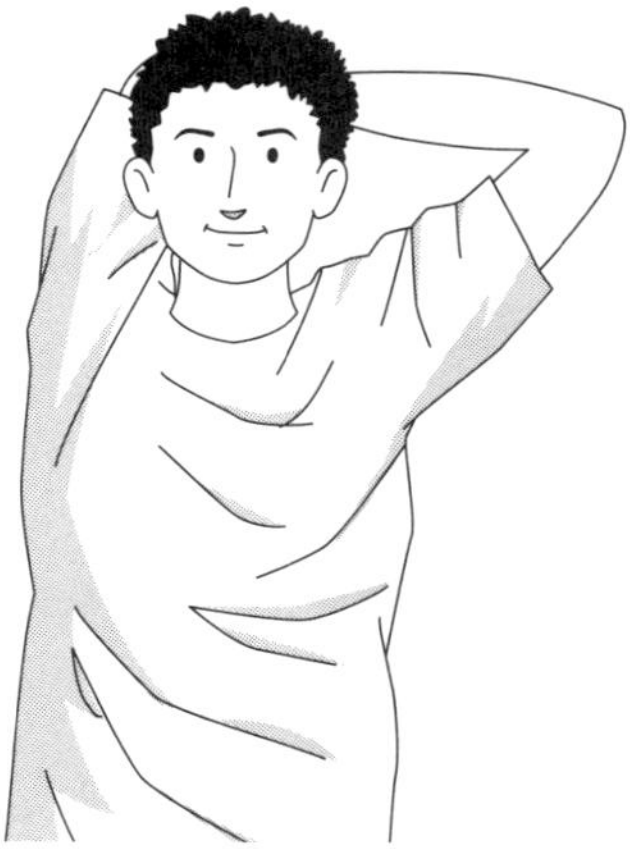

⑤肩のストレッチⅡ（上腕三頭筋・体側のストレッチ）

「肩のストレッチⅠ」とあわせて行うと、より効果がアップします。

1　背筋を伸ばし、片方の腕を真上に上げてから、頭の後ろでひじを曲げる。
2　曲げた肘を、もう片方の腕でつかみ、ゆっくりと引きながら10秒数える。
　上腕の後ろ側がしっかりと伸びているのを感じながら行う。
3　逆の腕も同様に行ったら、左右交互に３回ずつ繰り返す。

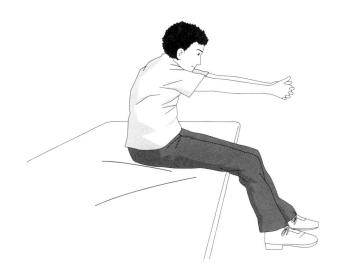

⑥肩から背中にかけてのストレッチ（菱形筋・僧帽筋中部のストレッチ）

肩から腕、背中と上半身全体のストレッチ効果を得られます。

1　椅子に深く腰かけ、背筋を伸ばし、胸の前で両手を組む。
2　両腕をやや斜め下に引っ張られるようにしてまっすぐ伸ばしながら、お腹を引き込むようにして、背中を丸める。
3　10秒数えたら、力をストンと抜いて１の状態に戻る。
4　一連の動きを３回繰り返す。

体幹のストレッチ

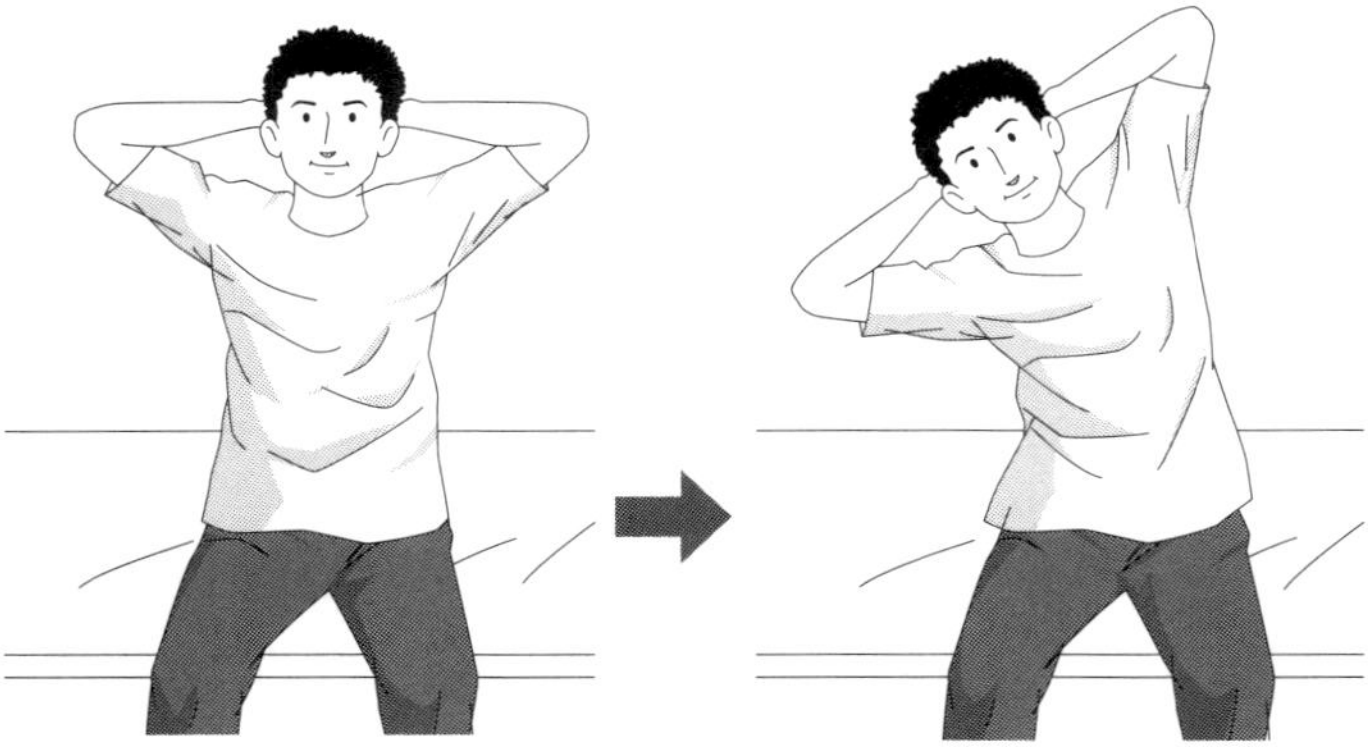

⑦体側のストレッチ

身体の横を覆っているのは、腰から腕の内側にかけてついている「広背筋」です。普段、わき腹はあまり伸ばす機会がないので、体側のストレッチを行うことで、血行が促進され、気分もリフレッシュします。また、背骨や骨盤の歪みを整える効果も期待できます。

1　椅子に座って背筋を伸ばし、両手を頭の後ろで組む。
2　身体をゆっくりと横に倒していく。このとき、お尻が浮かないよう注意。
3　倒した側と反対のわき腹がよく伸びているのを感じながら10秒キープしたら、１の状態に戻る。
4　逆側も同様に行い、左右交互に３セット繰り返す。

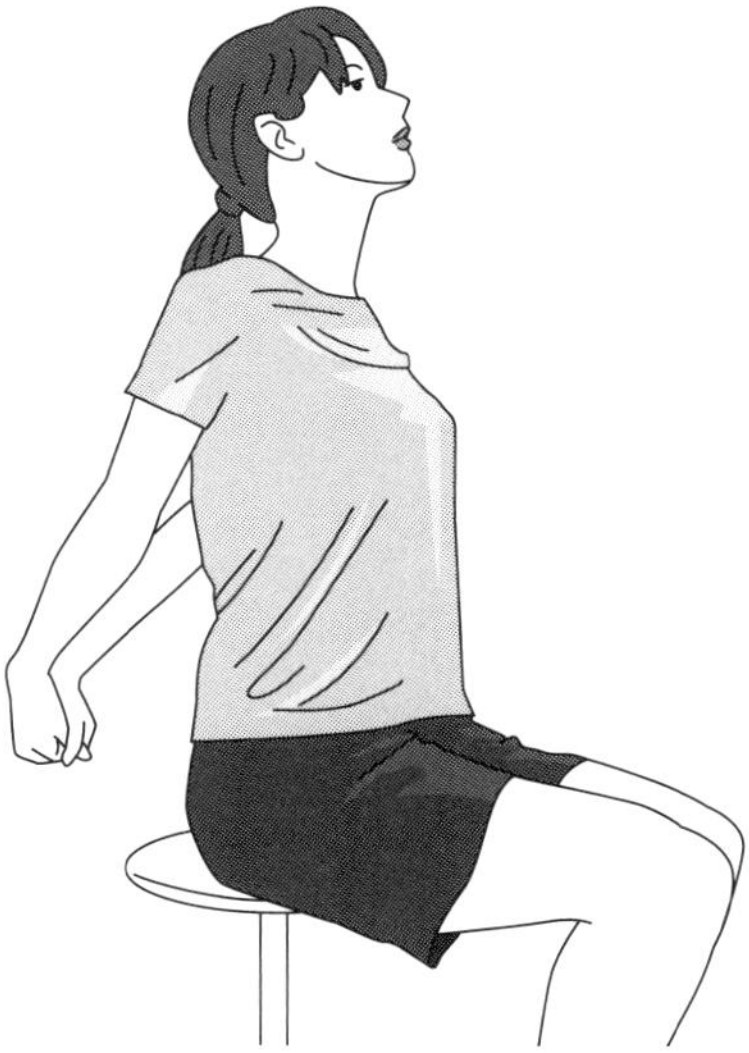

⑧大胸筋のストレッチ

肩こりや猫背は、胸のストレッチで改善することができます。デスクワークや家事、スマホなどで前かがみの姿勢を取り続けていると、胸の筋肉が固まりやすくなります。胸のストレッチでこわばりを解消しましょう。

1　椅子に座り、両手を後ろにまわし、腰のあたりで手のひらを合わせて組む。手首は返さない。

2　組んだ手のひらを離さないよう肘を伸ばし、息を吸いながら、腕を上方へ引き上げるような気持ちで胸を張る。

3　２の状態で10秒キープしたら、息を吐きながら力を抜き、ゆっくり１の状態に戻る。

4　一連の動作を３回繰り返す。

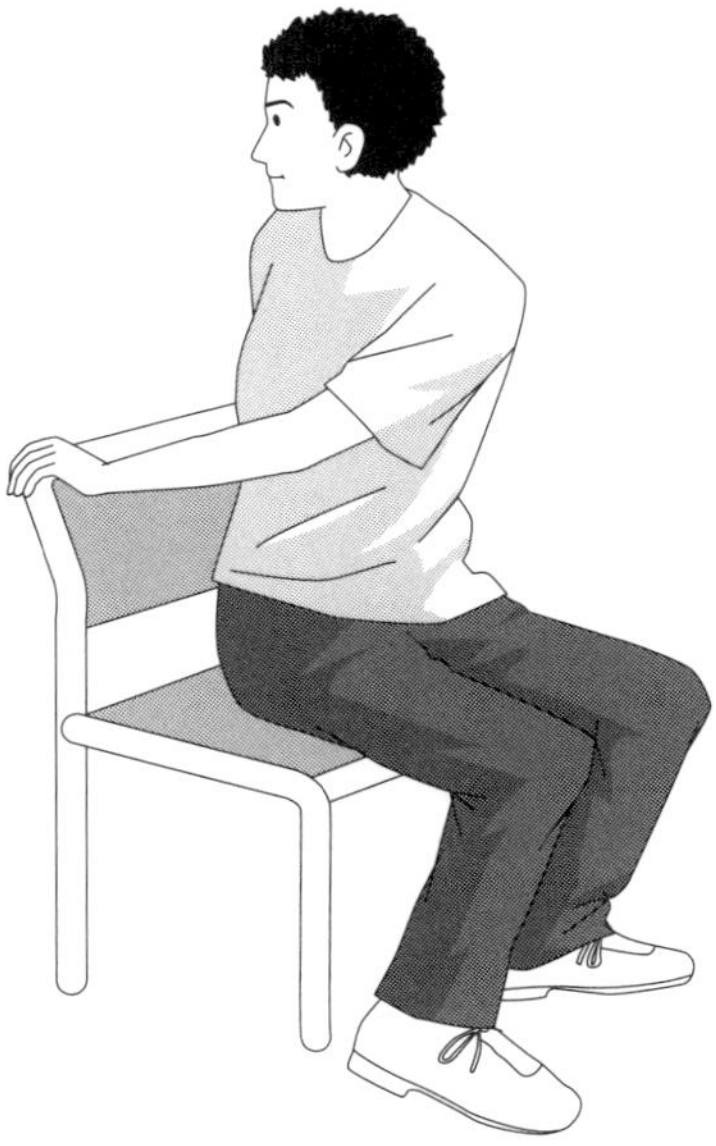

⑨体幹回旋

腰はお尻や背中とつながっており、同時にストレッチすることでより効果が高まります。

ウエストの引き締め効果も期待できます。

1　背もたれのある椅子に座り、背筋を伸ばす。
2　右方向に上半身を回旋させ、両手で背もたれを持つ。
　このとき、下肢はなるべく動かさないようにする。
3　椅子の背もたれを引くようにしながら、身体をよくひねり、10秒数える。
4　一度、１の状態に戻ってリラックスしたら、次は左方向も同様に行う。
5　左右交互に３セット繰り返す。

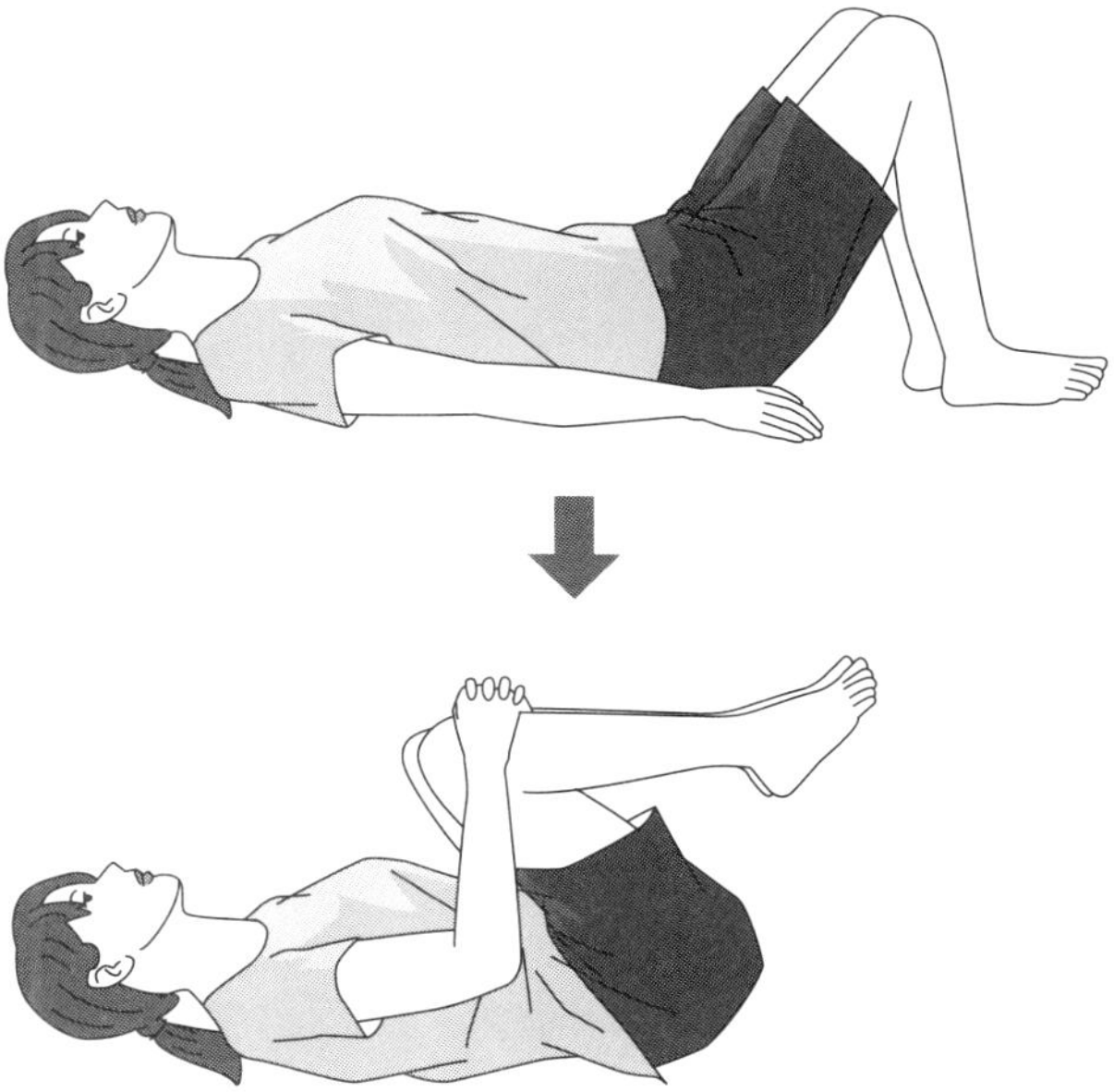

⑩腰背部ストレッチ

腰痛の改善には、腰痛体操や筋力トレーニングよりも、まずストレッチをよくすることが大事です。腰やお尻、足の筋肉が硬くても腰に負担がかかるからです。

ここでは、背中からお尻にかけて伸ばすストレッチをご紹介します。

1　あおむけに寝て、両ひざを立てる。
2　息を吐きながら、両手でひざを抱え込み、胸にひざを引き寄せるようにして10秒キープする。
3　息を吸いながら１の状態に戻り、同じことを３回繰り返す。

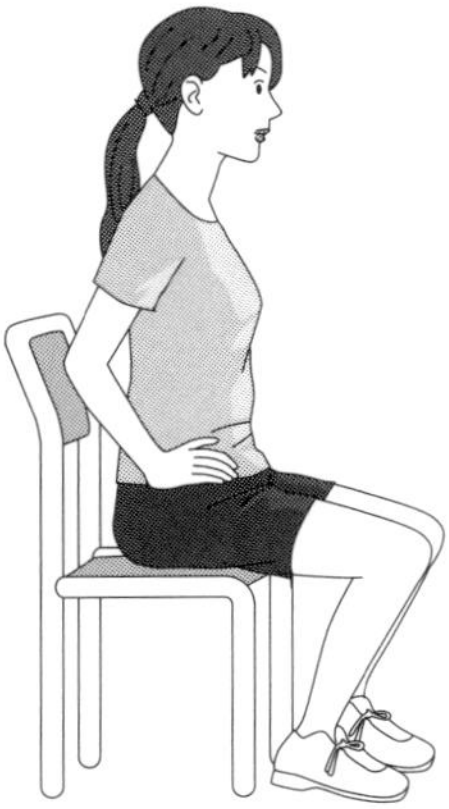

猫背の人は骨盤が後方に、出っ尻の人は骨盤が前方に傾いていて、どちらも腰に負担がかかります。この「骨盤前後傾運動」によって、骨盤周辺の筋肉を柔軟にし可動性を高めることで、姿勢の改善にもつながります。

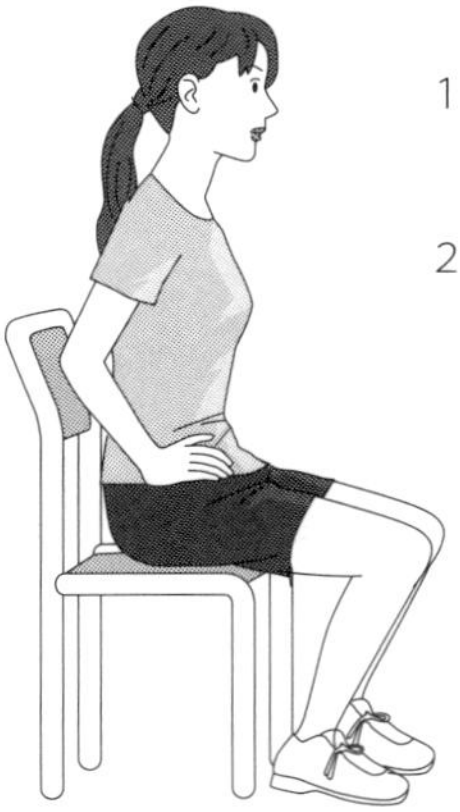

1　椅子に座って背筋を伸ばし、両手を腰にあてる。
2　お腹をへこませるようにして、骨盤を後ろに倒し、10秒数える。

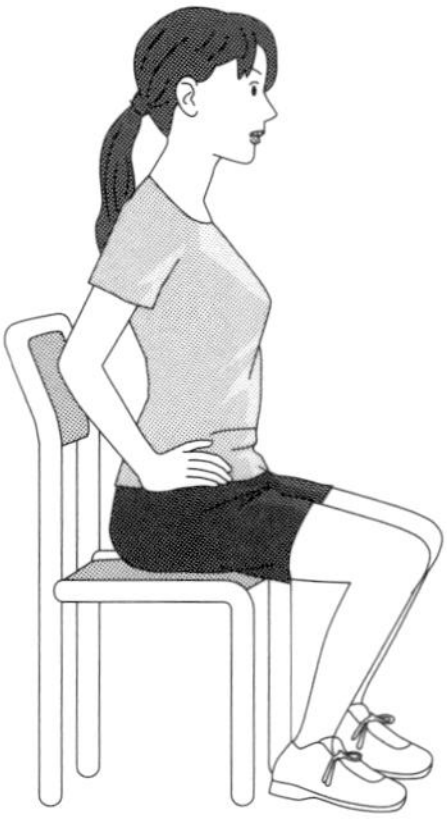

3　今度はおへそを前に出すようにして腰を反らせ10秒キープする。
4　一連の動作を３回繰り返す。

⑪骨盤前後傾運動

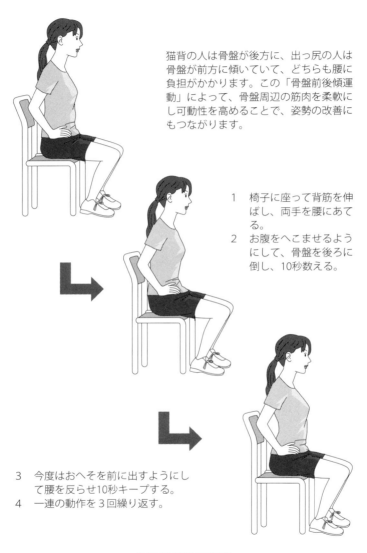

下肢のストレッチ

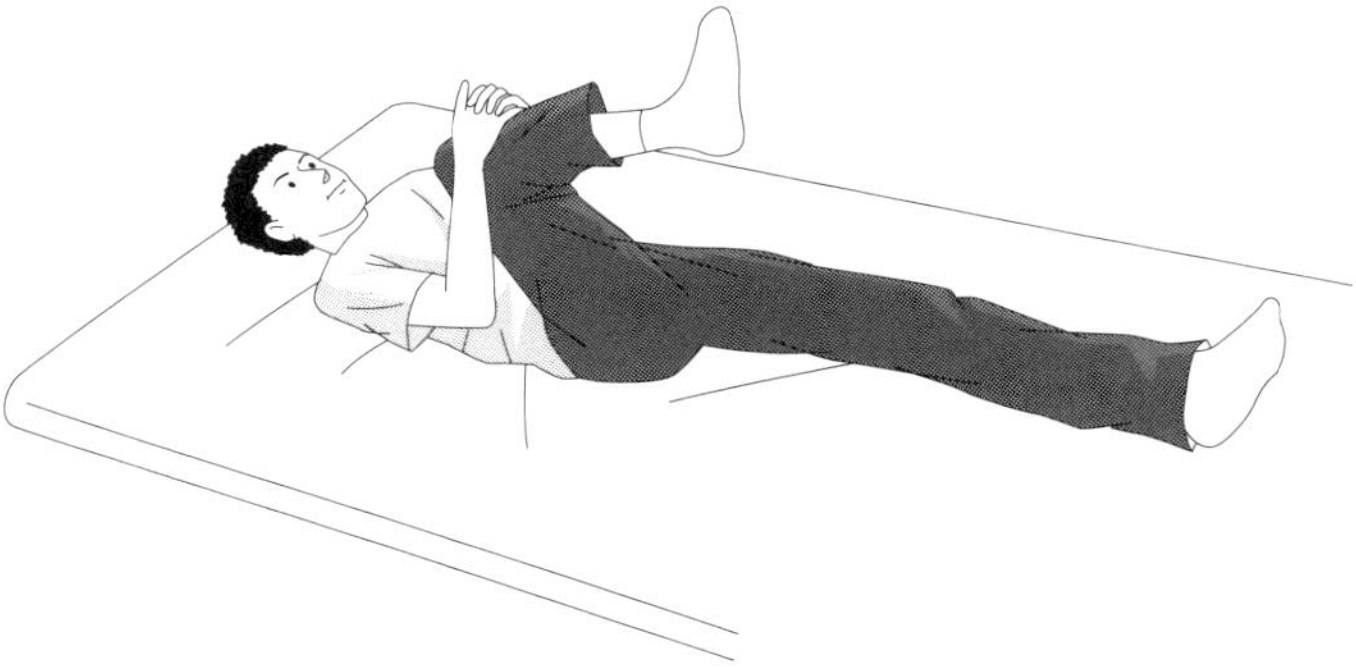

⑫大臀筋のストレッチ

お尻の筋肉は３層構造になっていて、一番表層にあるのが「大臀筋」です。その下には「中臀筋」、そのまた深部には「小臀筋」があります。大臀筋は、股関節を伸展する（足を付け根から後ろに振る）ときや外旋するときに働くため、この筋肉がこって縮んでいると、股関節の働きが悪くなり、椅子から立ち上がったり、階段を上ったりする動作がやりづらくなります。ここでご紹介する大臀筋のストレッチ法は、曲げたほうの大臀筋をほぐすとともに、伸ばしたほうの足の付け根（腸腰筋）も柔軟にするので、股関節の動きをスムーズにするとともに、腰痛の改善・予防にもなります。

1　手足を伸ばしてあおむけに寝る。
2　片方のひざを曲げ、両腕でひざを胸の前で抱え込む。このとき、逆側の伸ばしている足のひざが床から浮かないよう注意。
3　抱えたひざを胸に引き寄せながら10秒キープする。このとき、ひざをあごの方向に引き上げるように行うとストレッチ効果がさらにアップ。
4　１の状態に戻り、今度は足を替えて同様に行う。
5　一連の動きを左右交互に３回繰り返す。これを数セット行う。

太ももの内側の内転筋は、足を内側に引き寄せるときに働く筋肉で、「小内転筋」「大内転筋」などがあります。内転筋の多くは骨盤にもつながっているため、内転筋が縮んでいると骨盤の歪みの原因にもなります。内転筋をストレッチしてほぐすことで、腰痛予防やポッコリお腹の解消にもなります。

1　ひざが90度ぐらいに曲がり足の裏がペタンと床につく状態になる高さの椅子に、両足を大きく開いて座り、それぞれのひざの内側に両手をあてる。

2　片方の肩を内側に入れるようにしながら上体をひねり、ひねっているほうの手でひざを外に軽く押しながら内転筋を10秒伸ばす。

3　１の状態に戻り、反対側も同様に行う。

4　一連の動きを左右交互に３回繰り返す。体調に合わせてこれを数セット行う。

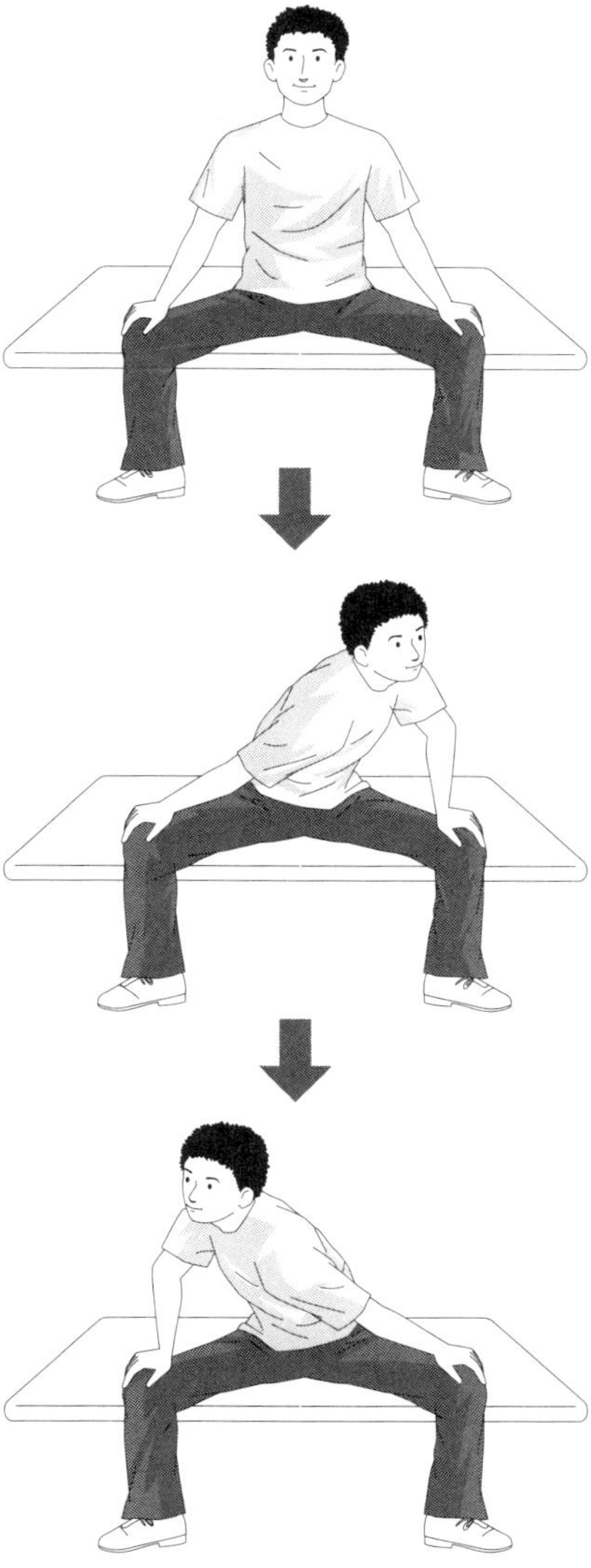

⑬内転筋のストレッチ

腸腰筋とは、「大腰筋」「小腰筋」「腸骨筋」の３つの筋肉の総称で、腰から太ももの付け根にかけて、左右対称についています。

デスクワークなどで長時間座った姿勢が続くと、腸腰筋が縮んで姿勢が悪くなり、腰痛を引き起こしたり、足取りが重くなったり、つまずきやすくなったりします。

腸腰筋をストレッチすることで、姿勢が改善され、腰痛の予防やつまずきの防止になります。

1　片足を一歩前に出して腰を真下に落とし、前に出したほうのひざは立て、反対のひざは床につけ、片ひざ立ちになる。両手は立てたほうのひざに添える。
2　背筋を伸ばし、おへそを前に突き出すようにしながら立てたほうのひざに体重を乗せていく。このとき、体が傾かないように注意しながら、ゆっくりと後ろ足を伸ばしていく。
3　10秒間伸ばしたら、１の状態に戻る。一連の動きを３回行ったら、反対側も同様に行う。

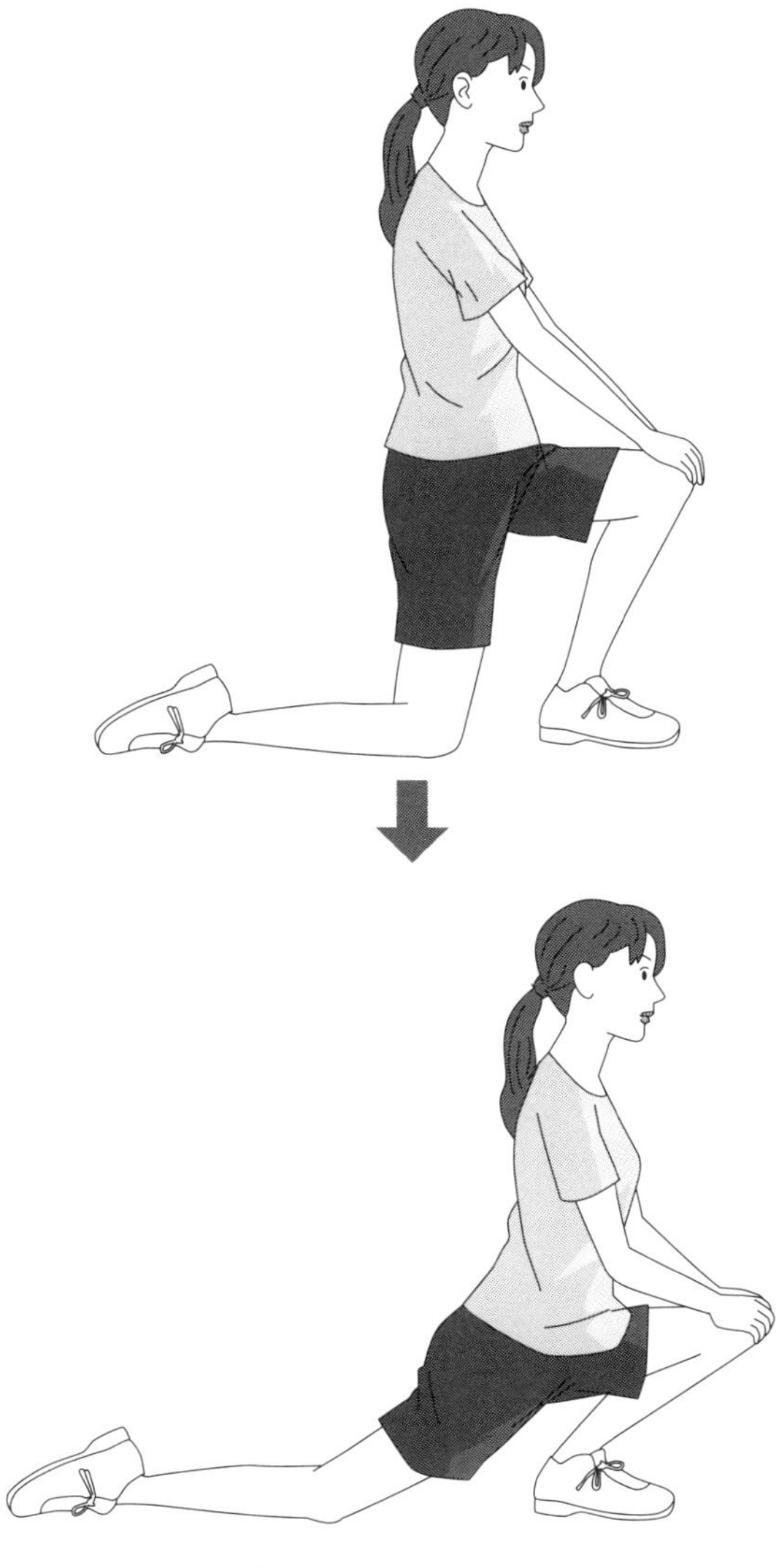

⑭腸腰筋のストレッチ

ハムストリングとは、太ももの裏の「大腿二頭筋」「半膜様筋」「半腱様筋」の３つの筋肉の総称です。ハムストリング全体として、股関節を伸ばしたり、ひざ関節を曲げたりする働きがあり、大腿四頭筋と拮抗的に働きます。ハムストリングがこっていると、腰痛や転倒が起こりやすくなります。

ハムストリングをよくストレッチして柔軟性を高めることで、腰痛や転倒防止につながります。

1　椅子に浅く座り、片方のひざは曲げ、もう片方の足は斜め前に伸ばす。
2　伸ばしている足のひざに両手を添えて、上体を前屈させ、手をひざから足首に向かってスライドさせながら足をよく伸ばす。
3　伸ばしている足の太ももの裏側が伸びているのを感じながら10秒数えたら、１の状態に戻る。
4　一連の動きを３回繰り返したら、反対の足も同様に行う。

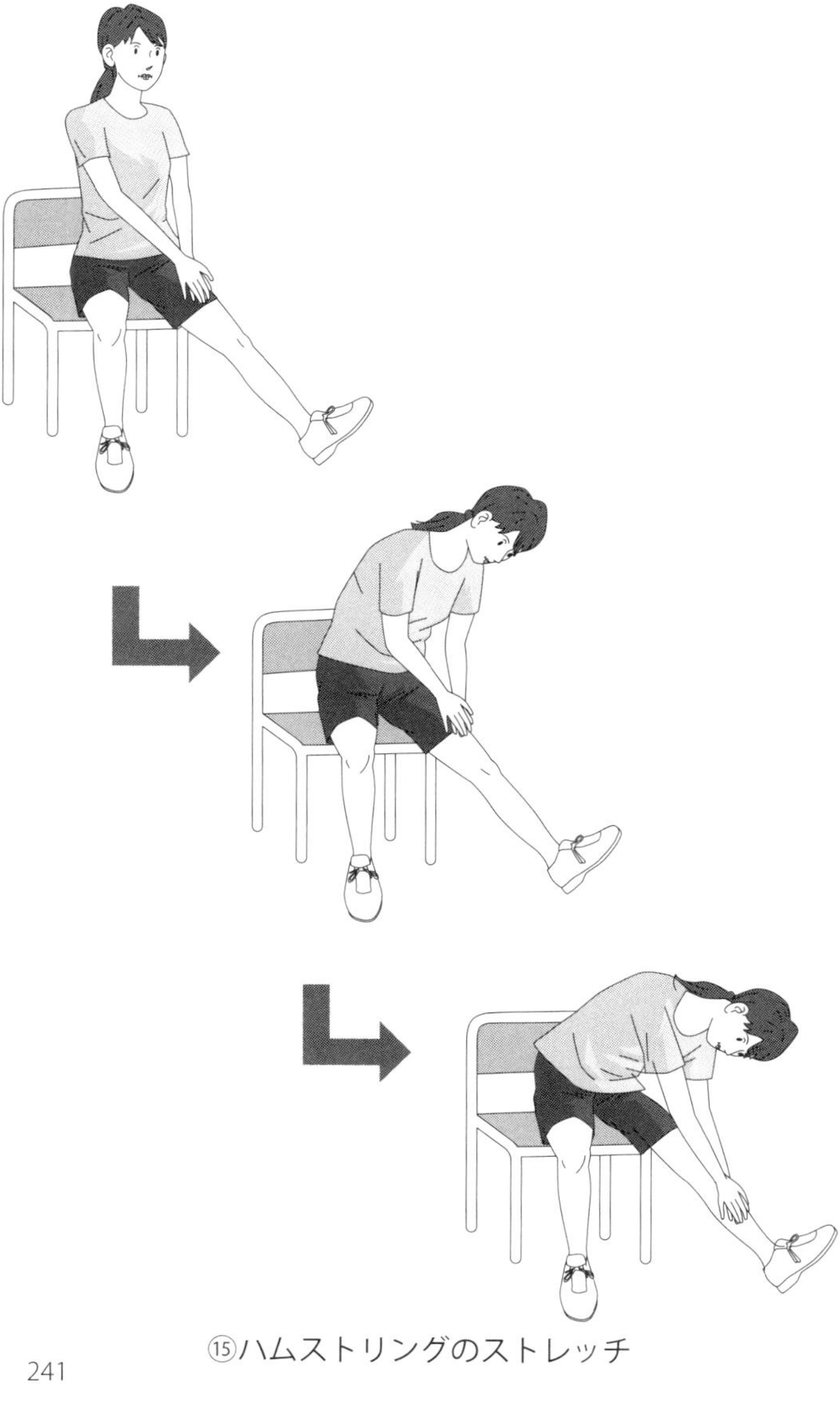

⑮ハムストリングのストレッチ

「腓腹筋」はふくらはぎの筋肉で、足関節の曲げ伸ばしをサポートしています。腓腹筋は瞬発性の強い動きを行うときに使われるため、この筋肉がこっていると、つまずいたときなどにとっさの一歩が出づらくなり、転倒につながりやすくなります。運動やスポーツ、朝出かける前など活動を行う前に、腓腹筋のストレッチを行うことで、転倒やケガの防止になります。

1　テーブルや壁などに両手をつけて立つ。

2　片方の足を後ろに引き、前方の足のひざは曲げ、引いた足の裏側を10秒間伸ばす。このとき、引いた足のかかとはしっかりと床につけておく。

3　次に、前の足のひざをつま先より前に出ない程度で曲げながら、身体の重心をじわじわと前足のほうに移動させ、後ろの足をさらによく伸ばす。

4　３の状態で10秒間ストレッチをしたら、一度力を抜く。一連のストレッチを３回行ったら、逆側も同様に行う。

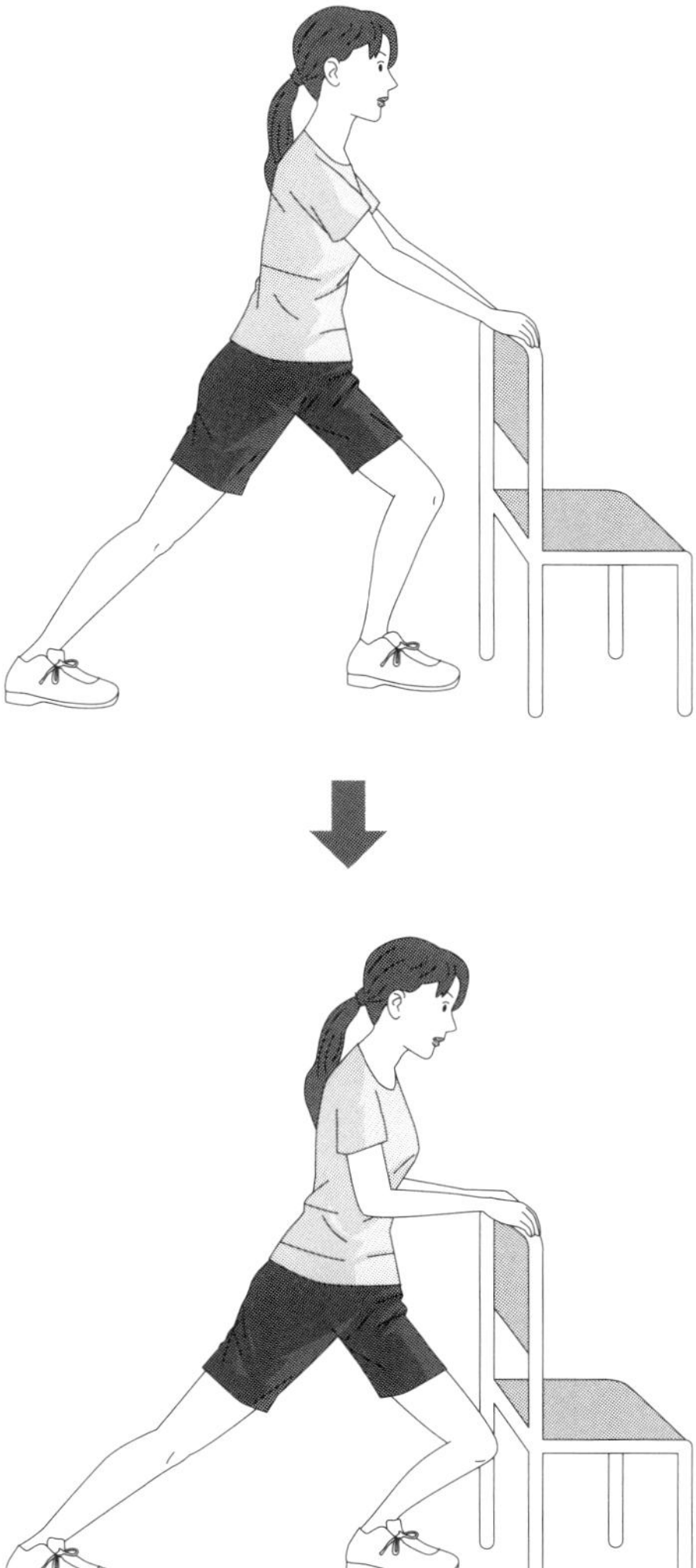

⑯腓腹筋のストレッチ

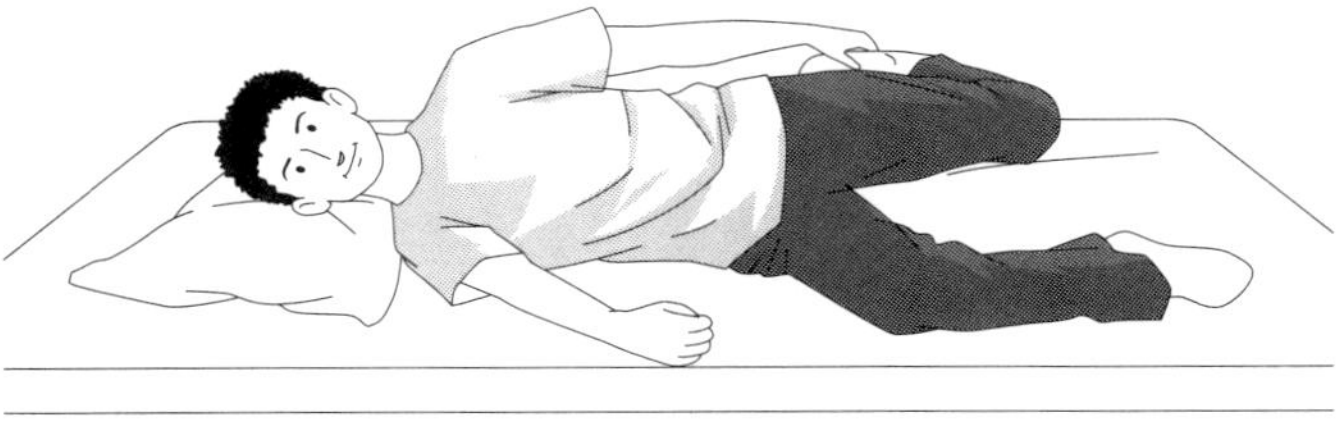

⑰大腿四頭筋のストレッチ

大腿四頭筋とは太ももの前についている「中間広筋」「内側広筋」「外側広筋」「大腿直筋」の４つの筋肉の総称です。大腿四頭筋全体として、ひざ関節を伸ばしたり股関節を屈曲したりする働きがあり、立ち上がったり、歩いたり、走ったりと、日常生活からさまざまなスポーツまで多くの場面で使われる非常に重要な筋肉群です。

大腿四頭筋を柔軟に保つことは、健康的な生活を守ることにつながります。

1　横向きに寝て、下になっている足は軽く曲げておき、上の足のひざを曲げ、同じほうの手でつま先（できれば足首）をつかむ。
2　１の状態からゆっくりと無理のない範囲でひざを背中に引き寄せるようにして、太ももの前を伸ばす。このとき、ひざが上に浮かないように注意して。
3　10秒間ストレッチしたらストンと力を抜く。
4　一連の動きを３回繰り返したら、反対側も同様に行う。

全身のストレッチ

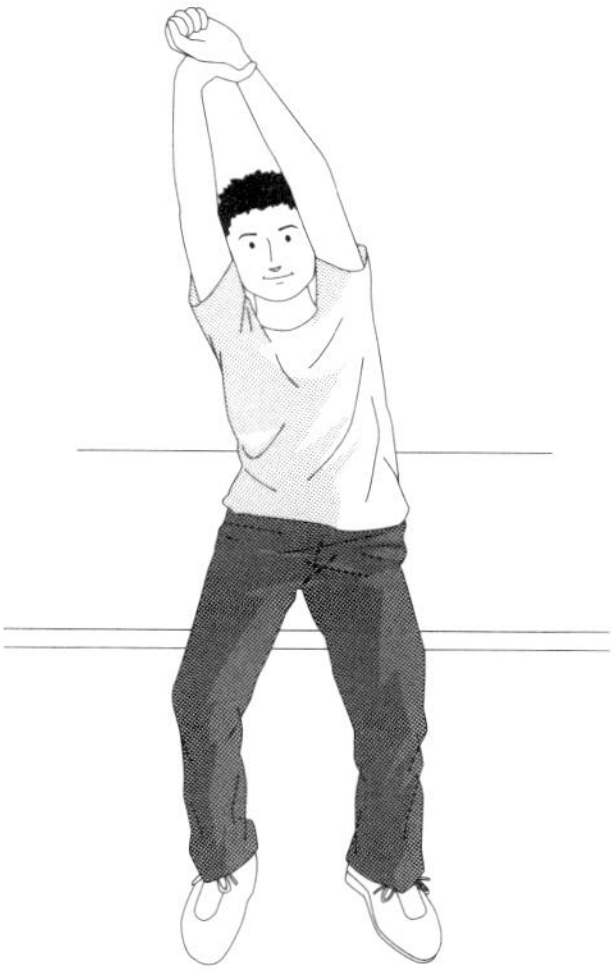

⑱広背筋のストレッチ

「広背筋」は、骨盤の上から肩に向かって延びる広い筋肉で、背中全体を覆うようについています。背筋を伸ばして姿勢を整えたり、周囲の筋肉と協調しながら、肩関節を軸にして腕を動かす働きがあります。

パソコンやスマホを長時間使っていると、肩が丸くなって腕が身体の前に垂れ、広背筋が横に伸びきって、猫背になります。広背筋をよくストレッチして鍛えることで、猫背が解消され美しい姿勢になります。また、肩こりの改善にもなります。女性にはバストアップの効果も期待できます。

1　椅子に座り、両手を上げてバンザイの姿勢になり、どちらか一方の手首を、反対側の手で握る。
2　握った手首を斜め上方へ引っ張り上げるようにしながら10秒数え、体側をよく伸ばす。このとき、お尻を浮かさないよう注意。
3　ゆっくりと１の状態に戻ったら、今度は手首を持ち替え、同様に行う。
4　左右交互に３セット繰り返す。

全身のストレッチ効果があるものには、前のほうでご紹介をした「肩から背中にかけてのストレッチ（菱形筋・僧帽筋中部のストレッチ）」「大胸筋のストレッチ」「体幹回旋」「ハムストリングのストレッチ」「腓腹筋のストレッチ」「大腿四頭筋のストレッチ」があります。これらはいずれも、それぞれの部位を重点的にほぐしながら、同時に、全身を気持ちよく伸ばす効果も有しています。

本書でご紹介しているストレッチをすべてやるのは難しいという人は、まず、このなかからいくつか選んでやってみることをおすすめします。

運動確認表をつけてみよう

私のクリニックでは、定期的に運動ができているかを確認するために、「運動確認表」をつけることをおすすめしています。足腰を鍛える筋トレと、筋肉を柔軟にしてしなやかな身体をつくるストレッチングとを、それぞれ何をどのぐらいしたのか、また、その日の実施状況について簡単にメモしておくことで、継続につながるとともに、自分の身体の変化にも気づくことができます。

併記した表を参考にして自分独自の表を作ってもいいですし、手帳に記すのでも構いません。見返すことでモチベーションにもつながりますので、ぜひ実践してみてください。

運動確認表

氏名　市大　太郎

1週	実施の有無	セット数	メモ
月	①、②、③	1	やりやすいものからできた
火	①、②、③、⑦、⑧	1	種類を増やすことができた
水	×		外出していた
木	①、②、③	2	セット数を増やせた
金	①、②、③	2	
土	×		外出していた
日	①、③、⑩、⑪	2	違う種類の運動を試したが問題なかった

2週	実施の有無	セット数	メモ
月	×		
火	①、②、⑦、⑫	2	
水	①、②、⑦、⑫	3	セット数を増やせた
木	①、②、⑦、⑫、⑬、⑮	3	運動全体で２０分くらいでできた
金	①、②、⑦、⑫、⑬、⑮	3	
土	×		外出していた
日	①、②、⑦、⑫	2	セットと種類を少なくしてできた

3週	実施の有無	セット数	メモ
月	⑯、⑰、⑱	2	新しい運動を試してみた
火			
水			
木			
金			
土			
日			

4週	実施の有無	セット数	メモ
月			
火			
水			
木			
金			
土			
日			

5週	実施の有無	セット数	メモ
月			
火			
水			
木			
金			
土			
日			

＊メモ欄には痛みについて記載せず、少しでもできたことを記載しましょう。

慢性痛を克服すると健康寿命が延びる！

ＳＴＥＰ7の「慢性痛克服のための14ヶ条」に目を通してみていかがですか？　どのぐらい実践できていますか？

脳梗塞《のうこうそく》などの疾病に伴《ともな》う慢性痛は別として、慢性痛の多くは生活習慣が原因です。ですから、適切な運動をして、バランスのいい食事をして……というように規則正しく健康的な生活を送っている人は、基本的に慢性痛を起こすことはありません。

しかし、たとえば寝酒のように、実際には不健康につながる習慣を、「お酒は少しぐらい飲んだほうが身体にいい」という誤った知識から、そうとは気づかずしてしまっているようなことが、誰しも1つや2つはあるものです。これを機にそれらを見つけ、1つでも克服すれば、それだけで痛みは楽になるはずです。そして、そういう生活を続けることで、慢性痛の予防になります。

飲酒や喫煙、運動不足、暴飲・暴食など生活習慣の乱れの影響が出てくるのは、たいてい20年後、30年後のことです。ですから、今あなたが90歳なら、生活習慣を見直す必要もないでしょう。

ですが、今40代、50代、60代の人たちは、この先も30年、40年と人生が続いていきます。これからの人生も元気に楽しく過ごしていくには、今から気をつけないといけないのです。たとえば、「腰が痛い」「ひざが痛い」といいながら30年、40年生きていると、その間に、痛みから活動量が減って身体はどんどんと弱ってしまいます。そうして、やがて寝たきりになってしまうから困るのです。

実際、慢性痛のある人より、慢性痛のない人のほうが健康寿命も生命寿命も長いというデータがあります。

身体のどこかに慢性痛があると活動をするのがおっくうになり、心身の活力が衰《おとろ》えて「フレイル」（日本語で虚弱を意味する英語「frailty」に由来する）と呼ばれる健康と要介護の中間のような状態になります。フレイルは運動と栄養、社会参加で予防できるといわれていますが、慢性痛が邪魔をして運動や社会参加がおろそかなまま過ごしていると、やがて筋肉が衰えていく「サルコペニア」から、骨や関節、筋肉などの運動器全体が衰えて歩行や立ち座りなどが困難になる「ロコモティブシンドローム」（運動器症候群：通称ロコモ）に陥《おちい》ってしまいます。ロコモになると、転倒から骨折をしてそのまま寝たきりになり、介護が必要になるリスクが高まります。

また、心身が弱ってくると内臓の筋力も衰えるため心肺機能が落ち、血栓《けっせん》ができやすくなって、心筋梗塞《こうそく》や肺梗塞、脳梗塞などを起こしやすくなり、やはり、寝たきりにつながってしまいます。そうして、寝たきりになると認知症を発症しやすくなります。つまり、慢性痛になるとボケやすくなるということです。そして、ボケは慢性痛を悪化させますから、おそろしいほどの負のスパイラルが老後に展開されることになってしまいます。

現在、日本では生命寿命に対して、健康寿命が短いことが問題視されています。厚生労働省の調査によると、２０１６年度の平均寿命（男性80・９８歳、女性87・１４歳）と健康寿命（男性72・１４歳、女性74・７９歳）を比べると、男性は８・８４年、女性は12・３５年の差のあることがわかりました。この間は、「不健康な期間」とされ、医療や介護が必要になる可能性が高くなります。実際、75歳以上の年間の介護費は65～74歳の約10倍に上るというデータもあります。

健康寿命を損《そこ》なうもっとも大きな原因は骨折ですが、骨折をすると痛みを伴います。すると、痛くてますます動けなくなるため、体はますます衰えていく一方になるという悪循環に陥ります。それに伴い、要介護度も上がり、国民の介護費用の負担も増大することになります。

しかし、ここで痛みを断ち切ることができたらどうでしょう。

日本ほど慢性痛の持病が多くて、しかも慢性痛を治療していない国はありません。もしも、慢性痛治療がシステム化されたら、健康寿命はかなり延《の》びるのではないでしょうか。

実際、フレイルは、早い段階で栄養や運動の改善に取り組むことで、元気を取り戻すことが可能とされています。そして、そのためには、しっかりと食事をとり、日常的に運動をすることがすすめられています。

たかが慢性痛、されど慢性痛です。慢性痛をきちんと治すことは、長寿大国日本にとっては、実はとても大きなことなのです。

痛みとは無縁の人生を送ることは、あなた自身の幸せはもとより、日本全体の幸せな未来へとつながっているのです。

全国21大学病院附属機関　共通問診票

日付：　　　　年　　月　　日（　　）ヵ月目

氏名：　　　　　　　　カルテ番号　　　　　　　　(BPI)

1. この 24 時間にあなたが感じた**最も強い痛み**はどの位でしたか？最も近い数字を選んでください。

0　1　2　3　4　5　6　7　8　9　10

痛くない　　　　　　　　　　これ以上の痛みは考えられない

2. この 24 時間にあなたが感じた**最も弱い痛み**はどの位でしたか？最も近い数字を選んでください。

0　1　2　3　4　5　6　7　8　9　10

痛くない　　　　　　　　　　これ以上の痛みは考えられない

3 あなたが感じた痛みは**平均すると**どの位でしたか？最も近い数字を選んでください。

0　1　2　3　4　5　6　7　8　9　10

痛くない　　　　　　　　　　これ以上の痛みは考えられない

4. あなたが**今感じている**痛みはどの位ですか？最も近い数字を選んでください。

0　1　2　3　4　5　6　7　8　9　10

痛くない　　　　　　　　　　これ以上の痛みは考えられない

5. 下の図に、あなたの痛みの範囲を斜線で示し、最も痛むところに×をつけてください。

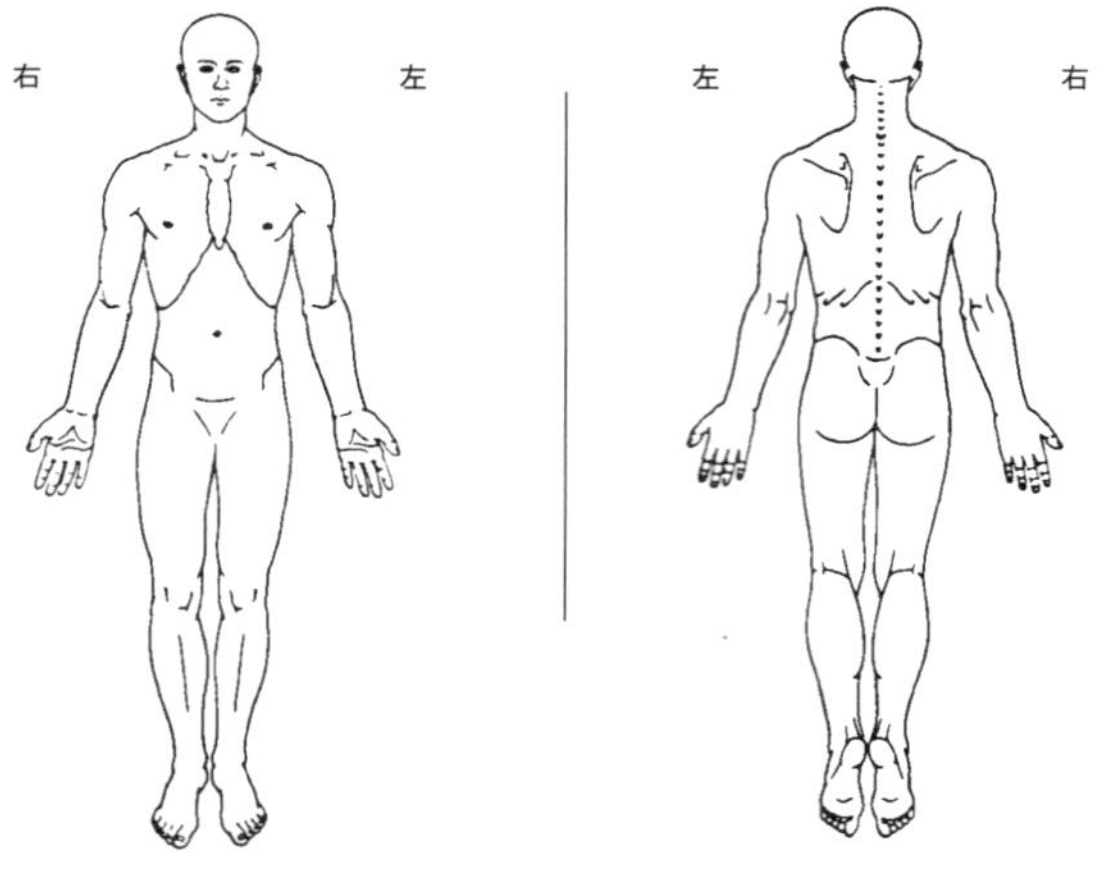

全国21大学病院附属機関　共通問診票

氏名:　　　　　　　　　　　　カルテ番号　　　　　　　　　　　　（PDAS）

この質問票は、あなたの病気（痛み）が、 あなたの日常生活のいろいろな場面でおこなっている活動にどのような影響を及ぼしているかを調べるためのものです。以下にいろいろな動作や活動が書かれています。 それぞれの項目について、 最近 1 週間のあなたの状態を最もよく言い表している数字を〇で囲んでください。 それぞれの数字は次の状態のことです。

以下の活動を行うのに
0：全く困難（苦痛）はない
1：少し困難（苦痛）を感じる
2：かなりの困難（苦痛）を感じる
3：苦痛が強くて、私に行えない

	全く困難（苦痛）はない	少し困難（苦痛）を感じる	かなりの困難（苦痛）を感じる	苦痛が強くて、私に行えない
1. 掃除機かけ、庭仕事など家の中の雑用をする	0	1	2	3
2. ゆっくり走る	0	1	2	3
3. 腰を曲げて床のものを拾う	0	1	2	3
4. 買い物に行く	0	1	2	3
5. 階段を登る、降りる	0	1	2	3
6. 友人を訪れる	0	1	2	3
7. バスや電車に乗る	0	1	2	3
8. レストランや喫茶店に行く	0	1	2	3
9. 重いものをもって運ぶ	0	1	2	3
10. 料理を作る、食器洗いをする	0	1	2	3
11. 腰を曲げたり伸ばしたりする	0	1	2	3
12. 手を伸ばして棚の上から重いものを(砂糖袋など)を取る	0	1	2	3
13. 体を洗ったり、拭いたりする	0	1	2	3
14. 便座に座る、便座から立ち上がる	0	1	2	3
15. ベッド(床)に入る、ベッド(床)から起き上がる	0	1	2	3
16. 車のドアを開けたり、閉めたりする	0	1	2	3
17. じっと立っている	0	1	2	3
18. 平らな地面の上を歩く	0	1	2	3
19. 趣味の活動を行う	0	1	2	3
20. 洗髪する	0	1	2	3

氏名:　　　　　　　　　　　　　　　カルテ番号　　　　　　　　　　　　　　　　　　　　(HADS)

この質問紙は、あなたが最近どのように感じているかをお尋ねするよう編集されています。 次にあげてある 14 の問いを読み、それぞれについて 4 つの答えのうち、あなたのこの 1 週間のご様子に最も近いものを選んで下さい。それぞれの問いに長く時間をかけて考える必要はありません。パッとまず頭に浮かんだ答えの方が正しいことが多いからです。

A. 緊張感を感じますか?

- ほとんどいつもそう感じる
- たいていそう感じる
- 時々そう感じる
- 全くそう感じない

B. 以前楽しんでいたことを今でも楽しめますか?

- 以前と全く同じ位楽しめる
- 以前より楽しめない
- すこししか楽しめない
- 全く楽しめない

C. まるで何かひどいことが今にも起こりそうな恐ろしい感じがしますか?

- はっきりあって、程度もひどい
- あるが程度はひどくない
- わずかにあるが、気にならない
- 全くない

D. 笑えますか? いろいろなことのおかしい面が理解できますか?

- 以前と同じように笑える
- 以前と全く同じように笑えない
- 明らかに以前ほどには笑えない
- 全く笑えない

E. くよくよした考えが心に浮かびますか?

- ほとんどいつもある
- たいていある
- 時にあるが、しばしばではない
- ほんの時々ある

F. 機嫌が良いですか?

- 全くそうではない
- しばしばそうではない
- 時々そうだ
- ほとんどいつもそうだ

G. のんびり腰かけて、そしてくつろぐことができますか?

- できる
- たいていできる
- できないことがしばしばではない
- 全くできない

H. まるで考えや反応がおそくなったように感じますか?

- ほとんどいつもそう感じる
- たいへんしばしばそう感じる
- 時々そう感じる
- 全くそう感じない

I. 胃が気持ち悪くなるような一種恐ろしい感じがしますか?

- 全くない
- 時々感じる
- かなりしばしば感じる
- たいへんしばしば感じる

J. 自分の身なりに興味を失いましたか?

- 明らかにそうだ
- 自分の身なりに充分な注意は払っていない
- 自分の身なりに充分な注意を払っていないかもしれない
- 自分なりに充分な注意を払っている

K. まるで終始動きまわっていなければならないほど落ちつきがないですか？

- 非常にそうだ
- かなりそうだ
- 余りそうではない
- 全くそうではない

L. これからのことが楽しみにできますか？

- 以前と同じ程度にそうだ
- その程度は以前よりやや劣る
- その程度は明らかに以前より劣る
- ほとんど楽しみにできない

M. 急に不安に襲われますか？

- 大変しばしばにそうだ
- かなりしばしばにそうだ
- しばしばではない
- 全くそうではない

N. 良い本やラジオやテレビの番組を楽しめますか？

- しばしそうだ
- 時々そうだ
- しばしばではない
- ごくたまにしかない

氏名:　　　　　　　　　　　　　　　　　カルテ番号　　　　　　　　　　　　　　　　　　　　　(PCS)

この質問紙では、痛みを感じている時のあなたの考え方や感情についてお聞きします。 以下に、痛みに関連したさまざまな考え方や感情が 13 項目あります。痛みを感じている時に、あなたの考えや感情をどの程度経験していますか？あてはまるものの数字に○をつけて下さい。

それぞれの数字は次の状態のことです。

以下の活動を行うのに 0：全く当てはまらない 1：あまり当てはまらない 2：どちらともいえない 3：少しあてはまる 4：非常にあてはまる	全く当てはまらない	あまり当てはまらない	どちらともいえない	少しあてはまる	非常にあてはまる
1. 痛みが消えるかどうか、ずっと気にしている	0	1	2	3	4
2. もう何もできないと感じる	0	1	2	3	4
3. 痛みはひどく、決して良くならないと思う	0	1	2	3	4
4. 痛みは恐ろしく、痛みに圧倒されると思う	0	1	2	3	4
5. これ以上耐えられないと感じる	0	1	2	3	4
6. 痛みがひどくなるのではないかと怖くなる	0	1	2	3	4
7. 他の痛みについて考える	0	1	2	3	4
8. 痛みが消えることを強く望んでいる	0	1	2	3	4
9. 痛みについて考えないようにすることはできないと思う	0	1	2	3	4
10. どれほど痛むかということばかり考えてしまう	0	1	2	3	4
11. 痛みが止まって欲しいということばかり考えてしまう	0	1	2	3	4
12. 痛みを弱めるために私にできることは何もない	0	1	2	3	4
13. 何かひどいことが起こるのではないかと思う	0	1	2	3	4

全国21大学病院附属機関　共通問診票

氏名:　　　　　　　　　　　　　カルテ番号　　　　　　　　　　　　　　　　　　　　(EQ5D)

以下のそれぞれの項目の１つの四角にチェック（☑）をつけて、あなた自身の今日の健康状態を最もよく表している記述を示してください。（それぞれの問いに**チェックは１つ**のみ）

問 1) < 移動の程度 >

- □ 私は歩き回るのに問題はない
- □ 私は歩き回るのにいくらか問題がある
- □ 私はベッド （床）に寝たきりである

問 2) < 身の回りの管理 >

- □ 私は身の回りの管理に問題はない
- □ 私は洗面や着替えを自分でするのにいくらか問題がある
- □ 私は洗面や着替えを自分でできない

問 3) < 普段の活動（仕事・勉強・余暇など）>

- □ 私は普段の活動を行うのに問題はない
- □ 私は普段の活動を行うのにいくらか問題がある
- □ 私は普段の活動を行うことができない

問 4) < 痛み・不快感 >

- □ 私は痛みや不快感はない
- □ 私は中等度の痛みや不快感がある
- □ 私はひどい痛みや不快感がある

問 5) < 不安・ふさぎ込み >

- □ 私は不安でもふさぎ込みでもない
- □ 私は中等度に不安あるいはふさぎ込んでいる
- □ 私はひどく不安あるいはふさぎ込んでいる

氏名:　　　　　　　　　　　　　　　　　カルテ番号　　　　　　　　　　　　　　　　　　　　　　　　(PSEQ)

現時点で 「 痛みはあってもこれらの事柄ができる 」 という自信の程度を教えてください。
0 は「まったく自信がない」、6 は「完ぺきな自信がある」です。それぞれの項目の番号を 1 つ選んでください。
この質問表は以下の事柄をあなたが今まで実際に行ってきたかどうかではなく、「痛みはあるけれども、現時点でこれらの事柄を行える自信がどの程度あるか」を尋ねるものです。

1. 痛みがあっても物事を楽しめる。

まったく自信がない　0　1　2　3　4　5　6　完ぺきな自信がある

2. 痛みがあっても家事のほとんど（掃除や皿洗いなど）をこなせる。

まったく自信がない　0　1　2　3　4　5　6　完ぺきな自信がある

3 痛みがあっても友達や家族とこれまで通りに付き合える。

まったく自信がない　0　1　2　3　4　5　6　完ぺきな自信がある

4. ほとんどの場合痛みに対応できる。

まったく自信がない　0　1　2　3　4　5　6　完ぺきな自信がある

5. 痛みがあっても何か仕事ができる。(仕事には家事も報酬のある仕事もない仕事も含む)

まったく自信がない　0　1　2　3　4　5　6　完ぺきな自信がある

6. 痛みがあっても趣味や気晴らしなどの楽しいことがたくさんできる。

まったく自信がない　0　1　2　3　4　5　6　完ぺきな自信がある

7 薬がなくても痛みに対応できる。

まったく自信がない　0　1　2　3　4　5　6　完ぺきな自信がある

8. 痛みがあっても人生の目標のほとんどを達成できる。

まったく自信がない　0　1　2　3　4　5　6　完ぺきな自信がある

9. 痛みがあってもふつうに生活できる。

まったく自信がない　0　1　2　3　4　5　6　完ぺきな自信がある

10. 痛みがあっても徐々に活動的になれる。

まったく自信がない　0　1　2　3　4　5　6　完ぺきな自信がある

全国21大学病院附属機関　共通問診票

氏名:　　　　　　　　　　　　　　　カルテ番号　　　　　　　　　　　　　　　　　　　（アテネ睡眠）

下記の A から H までの、8 つの質問に答えてください。 過去 1 カ月間に、少なくとも週 3 回以上経験したものに当てはまるものにチェックしてください。 選択肢の先頭についている点数の合計で結果が診断されます。

A. 寝つきは
（布団に入ってから寝るまでに要する時間）

0. いつも寝つきがよい
1. いつもより少し時間がかかった
2. いつもよりかなり時間がかかった
3. いつもより非常に時間がかかったか、 全く眠れなかった

B. 夜間、睡眠途中に目が覚めることは？

0. 問題になるほどではなかった
1. 少し困ることがあった
2. かなり困っている
3. 深刻な状態か、全く眠れなかった

C. 希望する起床時間より早く目覚め、それ以上眠れなかったか？

0. そのようなことはなかった
1. 少し早かった
2. かなり早かった
3. 非常に早かったか、全く眠れなかった

D. 総睡眠時間は？

0. 十分である
1. 少し足りない
2. かなり足りてない
3. 全く足りてない、全く眠れなかった

E. 全体的な睡眠の質は？

0. 満足している
1. 少し不満
2. かなり不満
3. 非常に不満か、全く眠れなかった

F. 日中の気分は？

0. いつも通り
1. 少しめいった
2. かなりめいった
3. 非常にめいった

G. 日中の活動について（身体的及び精神的）

0. いつも通り
1. 少し低下
2. かなり低下
3. 非常に低下

H. 日中の眠気について

0. 全くない
1. 少しある
2. かなりある
3. 激しい

氏名:　　　　　　　　　　　　　カルテ番号　　　　　　　　　　　　　　　　　（ロコモ25）

「お体の状態」と 「ふだんの生活」について、手足や背骨のことで困難なことがあるかどうかをおたずねします。 この１カ月の状態を思い出して以下の質問にお答え下さい。 それぞれの質問に、もっとも近い回答を１つ選んで下さい。

この１カ月のからだの痛みなどについてお聞きします。

問 1)　頚・肩・腕・手のどこかに痛み（しびれも含む）がありますか？

☐痛くない　☐少し痛い　☐中程度痛い　☐かなり痛い　☐ひどく痛い

問 2) 背中・腰・お尻のどこかに痛みがありますか？

☐痛くない　☐少し痛い　☐中程度痛い　☐かなり痛い　☐ひどく痛い

問 3) 下股（脚のつけね、太もも、膝、ふくらはぎ、すね、足首、足）のどこかに痛み（しびれを含む）がありますか？

☐痛くない　☐少し痛い　☐中程度痛い　☐かなり痛い　☐ひどく痛い

問 4) ふだんの生活でからだを動かすのはどの程度つらいと感じますか？

☐つらくない　☐少しつらい　☐中程度痛つらい　☐かなりつらい　☐ひどくつらい

この１カ月のふだんの生活についてお聞きします。

問 5) ベッドや寝床から起きたり、横になったりするのはどの程度困難ですか？

☐困難でない　☐少し困難　☐中程度困難　☐かなり困難　☐ひどく困難

問 6) 腰掛けから立ち上がるのはどの程度困難ですか？

☐困難でない　☐少し困難　☐中程度困難　☐かなり困難　☐ひどく困難

問 7) 家の中を歩くのはどの程度困難ですか？

☐困難でない　☐少し困難　☐中程度困難　☐かなり困難　☐ひどく困難

問 8) シャツを着たり脱いだりするのはどの程度困難ですか？

☐困難でない　☐少し困難　☐中程度困難　☐かなり困難　☐ひどく困難

問 9) ズボンやパンツを穿いたり脱いだりするのはどの程度困難ですか？

☐困難でない　☐少し困難　☐中程度困難　☐かなり困難　☐ひどく困難

問 10) トイレで用足しをするのはどの程度困難ですか？

☐困難でない　☐少し困難　☐中程度困難　☐かなり困難　☐ひどく困難

問 11) お風呂で身体を洗うのはどの程度困難ですか？

☐困難でない　☐少し困難　☐中程度困難　☐かなり困難　☐ひどく困難

問 12) 階段の昇り降りはどの程度困難ですか？
□困難でない　□少し困難　□中程度困難　□かなり困難　□ひどく困難

問 13) 急ぎ足で歩くのはどの程度困難ですか？
□困難でない　□少し困難　□中程度困難　□かなり困難　□ひどく困難

問 14) 外に出かけるとき、身だしなみを整えるのはどの程度困難ですか？
□困難でない　□少し困難　□中程度困難　□かなり困難　□ひどく困難

問 15) 休まずにどれくらい歩き続けることができますか？(もっとも近いものを選んで下さい)
□2～3km 以上　□1km 程度　□300m 程度　□100m 程度　□10m 程度

問 16) 隣・近所に外出するのはどの程度困難ですか？
□困難でない　□少し困難　□中程度困難　□かなり困難　□ひどく困難

問 17) 2kg 程度の買い物（1 リットルの牛乳パック 2 個程度）をして持ち帰ることはどの程度困難ですか？
□困難でない　□少し困難　□中程度困難　□かなり困難　□ひどく困難

問 18) 電車やバスを利用して外出するのはどの程度困難ですか？
□困難でない　□少し困難　□中程度困難　□かなり困難　□ひどく困難

問 19) 家の軽い仕事（食事の準備や後始末、簡単なかたづけなど）は、どの程度困難ですか？
□困難でない　□少し困難　□中程度困難　□かなり困難　□ひどく困難

問 20) 家のやや重い仕事（掃除機の使用、ふとんの上げ下ろしなど）は、どの程度困難ですか？
□困難でない　□少し困難　□中程度困難　□かなり困難　□ひどく困難

問 21) スポーツや踊り（ジョギング、水泳、ゲートボール、ダンスなど）は、どの程度困難ですか？
□困難でない　□少し困難　□中程度困難　□かなり困難　□ひどく困難

問 22) 親しい人や友人とおつき合いを控えていますか？
□控えていない　□少し控えている　□中程度控えている　□かなり控えている　□全く控えている

問 23) 地域での活動やイベント、行事への参加を控えていますか？
□控えていない　□少し控えている　□中程度控えている　□かなり控えている　□全く控えている

問 24) 家の中で転ぶのではないかと不安ですか？
□不安はない　□少し不安　□中程度不安　□かなり不安　□ひどく不安

問 25) 先行き歩けなくなるのではないかと不安ですか？
□不安はない　□少し不安　□中程度不安　□かなり不安　□ひどく不安

日付：　　　　　年　　　月　　　日（　　　）ヵ月目

氏名：　　　　　　　　　　カルテ番号　　　　　　　　　　　　　　　（一般質問表）

問 1) 身長/体重をお答えください。　　身長：　　　　　cm　体重：　　　　　kg

問 2) 現在の雇用状況は何ですか？

☐正社員　☐パートタイム　☐自営業　☐家事専業
☐退職　☐痛みのために失業　☐その他の理由で失業
☐学生　☐無職

A. 現在の職業、またはもっとも最近の職業は何ですか？

☐農業漁業　：農業、漁業、畜産、林業に従事する人及び家族従業員
☐自営・商工業　：個人企業、中心企業の会社、工場の社長、商店経営者及びこれらを手伝う家族従業員
☐自由業　：勤務時間にあまり制約を受けずに自分の才能・技術で生計を立てている人、開業医、弁護士、政治家、画家、作家、俳優など
☐管理職　：官公庁、大中企業、法人・団体の部・課長以上の給与生活者、大学教授以上の学者、　教頭以上の教職員など
☐事務・技術関係：事務・技術関係の一般サラリーマン、官公吏、教員などの給与生活者
☐労務・技能職　：各種産業労働者及び中小企業、個人商店、各種サービス業の従業員

B. 仕事の上でストレスやトラブルはありますか？ある場合は該当項目を選んでください。

☐ない　☐ある

上記で「ある」を選んだ場合該当項目を選んでください。(複数選択可)
☐上司との関係　☐同僚/部下との関係　☐仕事内容　☐仕事量

問 3) 過去１年間で、痛みが原因で、仕事や学校、家事などを休んだことがありますか？

休んだことがある場合は、休んだ総日数をお答えください。
※ただし、生理痛、急な腹痛、歯痛などは除く。

☐ある（　　　　）日（1 ～ 365 日で）　☐ない　☐ 仕事も家事もしていないので答えられない

問 4) あなたの現在の結婚状況を教えてください。

☐既婚　☐再婚　☐未婚　☐離婚　☐死別

家族に関するストレスやトラブルはありますか？ある場合は該当項目を選んでください。

☐ない　☐ある

上記で「ある」を選んだ場合該当項目を選んでください。(複数選択可)
☐配偶者との関係　☐親との関係　☐子供との関係

問 5)　行っているスポーツ活動、運動習慣の頻度について、該当する状態を選択してください。

☐運動していない

☐ほぼ毎日運動している　☐週に 1～3 回運動している

☐月に 1～3 回運動している　☐年に 1～3 回運動している

行っているスポーツ活動、運動習慣について教えてください。（複数回答可）

☐散歩、ウォーキング　☐体操やストレッチなどの軽い運動

☐ジョギング、フィットネス、筋トレ　☐球技などスポーツ活動

☐その他（　）

問 6) 健康食品もしくはサプリメントを飲んでいますか？飲んでいる場合１カ月にかかる費用を教えてください。

☐飲んでいない　☐飲んでいる

上記で「飲んでいる」を選んだ場合、１カ月間にかかる費用を教えてください。

１カ月に（　）万（　）千円分の健康食品（サプリメント）を飲んでいる。

問 7) "痛み"のために、趣味（娯楽）を行えないことがありますか？

☐趣味には影響しない

☐趣味がすこし妨げられるが楽しめている

☐趣味が大いに妨げられて楽しめない

☐痛みやだるさのために趣味をやめた

問 8)　あなたは歯、口、顎に何らかの問題がありますか？

☐はい　☐いいえ

問 9)　あなたはいつも歯を噛みしめていると感じていますか？

☐はい　☐いいえ

問 10)　保険について教えてください。該当するものを選択してください。（複数選択可）

☐健康保険　☐事故の保険　☐労災の保険　☐生活保護

問 11)　なんらかの裁判に関わっていますか？

☐現在係争中　☐裁判はない

問 12)　現在、財政を支えているものは何ですか？

☐個人の収入　☐配偶者の収入　☐年金　☐何もない

☐休業補償　☐保険金　☐その他（　）

問 13) 現在の状態を開始前と比較した印象を、1（非常によくなった）～ 7（非常に悪くなった）の 7 段階でお答えください。

1. 非常に良くなった
2. 良くなった
3. 少し良くなった
4. 変わらなかった
5. 少し悪くなった
6. 悪くなった
7. 非常に悪くなった

以下の問 14～18 は初診時のみの質問です。3ヵ月目以降の方はおこたえにならなくて結構です。

問 14) ”今回受診する原因となった痛み” を治すために訪れた診療科をすべて選んでください。

☐麻酔科・ペインクリニック
☐整形外科
☐リハビリテーション科
☐内科
☐外科
☐泌尿器科
☐眼科
☐産婦人科
☐小児科
☐接骨院（保険診療）
☐精神科
☐心療内科
☐脳神経外科
☐神経内科
☐歯科口腔外科
☐耳鼻咽喉科
☐形成外科
☐放射線科
☐整体院・針灸・マッサージなど
☐その他（　　　　　　　　　　　　　　　　　　）
☐これまでに診療を受けていない

問 15) ”今回受診する原因となった痛み” を治すために訪れたすべての病院・診療所の数を教えて下さい。

☐1 施設　☐2 施設　☐3 施設　☐4 施設　☐5 施設
☐6 施設　☐7 施設　☐8 施設　☐9 施設　☐10 施設
☐11 施設以上

問 16) これまでに脊髄刺激療法の手術を受けたことがありますか？

☐治療を受けて、今も挿入している。
☐治療を受けたが、合併症で抜去した。
☐治療を受けたが、効果が乏しく抜去した。
☐試験刺激のみ受けた。
☐そのような治療は受けていない。

問 17) これまでに麻薬系鎮痛薬（フェンタニールパッチ、モルヒネ、ノルスパンテープ、トラムセット等）の治療を受けたことがありますか？

☐治療を受けて、今も継続している。
☐治療を受けたが、効果が無く中止した。
☐治療を受けたが、副作用で中止した。
☐そのような治療は受けていない。

問 18) 私たちは医療費の負担に関する調査を行っております。差支えなければ、世帯年収（円）を教えてください。

☐0～200 万　☐201～400 万　☐401～600 万　☐601～800 万
☐801～1000 万　☐1001～1500 万　☐1501～2000 万　☐2000 万以上　☐教えたくない

全国21大学病院附属機関　共通問診票

氏名:＿＿＿＿＿＿＿＿＿＿＿＿＿＿＿カルテ番号＿＿＿＿＿＿＿＿＿＿＿＿＿＿＿＿＿＿(付添関係)

今日は付き添いの方と来られていますか？

☐付き添いの人がいる　　☐付き添いはなく、一人で来た

上記で「付き添いがいる」を選んだ場合該当項目を選んでください。付き添いの方とあなたの関係を教えてください。(複数選択可)

☐父　☐母　☐夫　☐妻

☐息子　☐娘　☐友人　☐その他

付き添いの方と同居されていますか？

☐同居している　☐同居していない

氏名:　　　　　　　　　　　　　　カルテ番号　　　　　　　　　　　　　　　　　　　　（付添関係）

次の質問は付き添いの方にお聞きします。付き添いの方が最も当てはまると思う番号を○で囲んでください。※付き添いの方が複数の場合は、患者さんと一緒にいる時間のもっとも長い人がお答えください。

	思わない	たまに	時々	よく	いつも
1. 介護を受けている方は、必要以上に世話を求めてくると思いますか？	0	1	2	3	4
2. 介護のために自分の時間が十分にとれていないと思いますか？	0	1	2	3	4
3. 介護のほかに、家事や仕事などもこなしていかなければならず「ストレスだな」と思うことがありますか？	0	1	2	3	4
4. 介護を受けている方の行動に対し、困ってしまうと思うことがありますか？	0	1	2	3	4
5. 介護を受けている方のそばにいると、腹が立つことがありますか？	0	1	2	3	4
6. 介護があるので、家族や友人と付き合いづらくなっていると思いますか？	0	1	2	3	4
7. 介護を受けている方が将来どうなるのか不安になることがありますか？	0	1	2	3	4
8. 介護を受けている方は、あなたに頼っていると思いますか？	0	1	2	3	4
9. 介護を受けている方のそばにいると、気が休まらないと思いますか？	0	1	2	3	4
10. 介護のために、体調を崩したと思ったことがありますか？	0	1	2	3	4
11. 介護があるので、自分のプライバシーを保つことができないと思いますか？	0	1	2	3	4
12. 介護があるので、自分の社会参加の機会が減ったと思うことがありますか？	0	1	2	3	4
13. 介護を受けている方が家にいるので、友達を自宅によびたくてもよべないと思ったことがありますか？	0	1	2	3	4
14. 介護を受けている方は、「あなただけが頼り」というふうにみえますか？	0	1	2	3	4
15. いまの暮らしを考えれば、介護にかける金銭的余裕がないと思うことがありますか？	0	1	2	3	4
16. 介護にこれ以上の時間は割けないと思うことがありますか？	0	1	2	3	4
17. 介護が始まって以来、自分の思いどおりの生活ができなくなったと思うことがありますか？	0	1	2	3	4
18. 介護をだれかに任せてしまいたいと思うことがありますか？	0	1	2	3	4
19. 介護を受けている方に対して、どうしていいかわからないと思うことがありますか？	0	1	2	3	4
20. 自分は今以上にもっと頑張って介護するべきだと思うことがありますか？	0	1	2	3	4
21. 本当は自分はもっとうまく介護できるのになあと思うことがありますか？	0	1	2	3	4
22. 全体を通してみると、介護をするということは、どのくらい自分の負担になっていると思いますか？	0	1	2	3	4

著者略歴

横浜市立大学附属市民総合医療センター・ペインクリニック　診療教授。

一九六〇年に生まれる。一九八七年、東京大学医学部卒業。医学博士。専門は難治性慢性疼痛。帝京大学医学部附属市原病院麻酔科、帝京大学医学部附属溝口病院麻酔科勤務後、米国ワシントン州立ワシントン大学集学的痛み治療センターに臨床留学。帰国後、筋肉内刺激法（ＩＭＳ）を日本に紹介する。二〇〇六年より東京慈恵会医科大学ペインクリニック診療部長となる。二〇一七年より横浜市立大学附属市民総合医療センターに異動。ＩＭＳ治療の第一人者としてテレビ、新聞、雑誌などでも幅広く活躍中。

日本麻酔科学会指導医、日本ペインクリニック学会専門医、日本疼痛学会、日本運動器疼痛学会、International Association for the Study of Pain所属。

著書には『肩・腰・ひざ…どうやっても治らなかった痛みが消える！』（河出書房新社）などがある。

慢性痛《まんせいつう》は治《なお》ります！
——頭痛《ずつう》・肩《かた》こり・腰痛《ようつう》・ひざ痛《つう》が消《き》える

二〇一八年八月五日　第一刷発行

著者　北原雅樹《きたはらまさき》
発行者　古屋信吾
発行所　株式会社さくら舎　http://www.sakurasha.com
東京都千代田区富士見一-二-一一　〒一〇二-〇〇七一
電話　営業　〇三-五二一一-六五三三　ＦＡＸ　〇三-五二一一-六四八一
編集　〇三-五二一一-六四八〇　振替　〇〇一九〇-八-四〇二〇六〇
装丁　石間淳
本文図版　朝日メディアインターナショナル
印刷・製本　中央精版印刷株式会社

ISBN978-4-86581-160-5

さくら舎の好評既刊

江田 証

パン・豆類・ヨーグルト・りんごを食べてはいけません

世界が認めたおなかの弱い人の食べ方・治し方

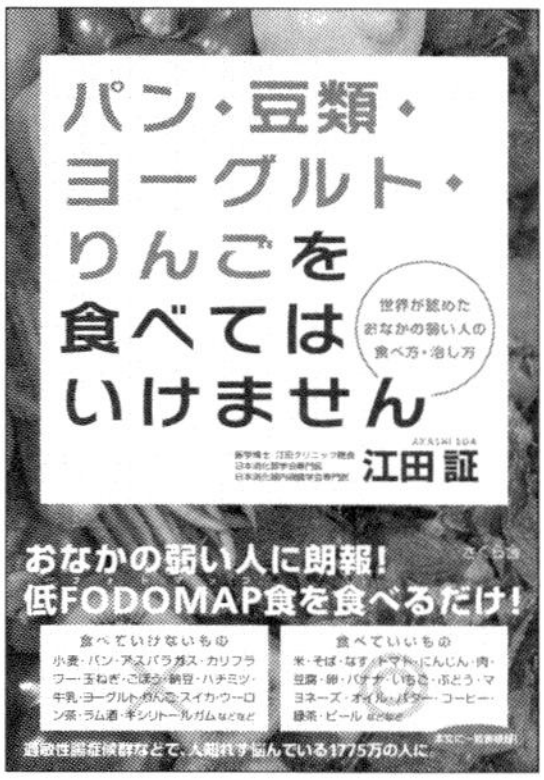

おなかの弱い人に朗報！　低FODMAP《フォドマップ》食を食べるだけ！　急な腹痛、下痢が３週間で治る！
続々と読者の声「この本で治りました！」

1400円（＋税）